动脉粥样硬化

中医防治

叶小汉　宁为民　主编

广东科技出版社—全国优秀出版社

南方传媒

广州·

图书在版编目（CIP）数据

动脉粥样硬化中医防治/叶小汉，宁为民主编. —广州：广东科技出版社，2023.2

ISBN 978-7-5359-7853-0

Ⅰ.①动…　Ⅱ.①叶…②宁…　Ⅲ.①动脉粥样硬化—中医治疗法　Ⅳ.①R259.435

中国版本图书馆CIP数据核字（2022）第076468号

动脉粥样硬化中医防治
Dongmai Zhouyang Yinghua Zhongyi Fangzhi

出 版 人：严奉强
责任编辑：曾永琳　王　珈
装帧设计：友间文化
责任校对：高锡全
责任印制：彭海波
出版发行：广东科技出版社
　　　　　（广州市环市东路水荫路11号　邮政编码：510075）
销售热线：020-37607413
http://www.gdstp.com.cn
E-mail：gdkjbw@nfcb.com.cn
经　　销：广东新华发行集团股份有限公司
印　　刷：广州一龙印刷有限公司
　　　　　（广州市增城区荔新九路43号1幢自编101房）
规　　格：889 mm×1 194 mm　1/32　印张8.25　字数200千
版　　次：2023年2月第1版
　　　　　2023年2月第1次印刷
定　　价：56.00元

如发现因印装质量问题影响阅读，请与广东科技出版社印制室联系调换（电话：020-37607272）。

编委会

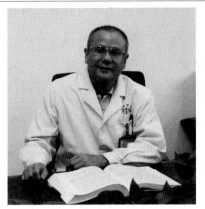

作者简介

　　叶小汉，主任中医师，广东省名中医，东莞市中医院大内科主任、广东省中医药局重点专科（心血管内科）学科带头人，现任广州中医药大学教授、硕士研究生导师，第七批全国老中医药专家学术经验继承工作指导老师，广东省首批名中医师承项目指导老师，广东省中医药学会心血管病专业委员会副主任委员，广东省传统医学会心脏血脉病专业委员会副主任委员，广东省中西医结合学会高血压专业委员会副主任委员，东莞市中医药学会中医疑难病专业委员会主任委员，东莞市医学会心血管病学分会副主任委员。1985年毕业于广州中医学院（现广州中医药大学），从事中西医内科临床、教学、科研工作30余年，擅长运用中西医结合疗法治疗心血管疾病，在顽固性高血压、冠心病、心力衰竭、心肌病、复杂性心律失常等方面经验尤其丰富。在国内首次提出运用软坚散结法治疗动脉粥样硬化、高血压心脏病的创新性理论，根据该理论研发的新药心脉康片广泛运用于临床，效果显著。在国内率先提出慢性心力衰竭"从肺论治"的理论，由此产生的心康方疗效显著。先后在中文核心期刊发表论文30余篇，参与编写中医论著2部，主持并参与省市级科研课题近20项，主持的课题多次荣获东莞市科技进步奖二、三等奖。自2007年至今，已培养研究生13名，其中10名已经顺利毕业并参加工作，同时协助培养心血管内科博士后1名。2012年获得东莞市五一劳动奖章及"广东省基层优秀中医工作者"称号，2016年获得东莞市"一类名医"称号及"南粤最美中医"称号，2017年获得广东省人民政府授予的"广东省名中医"称号，2018年获得东莞市"最美医生"称号，2019年获得"东莞市公立医院医学领军人才"称号，2020年获得"岭南名医"称号。

作者简介

　　宁为民，主任中医师，东莞市中医院脑病科、中风病防治中心学科带头人，广州中医药大学教授、硕士研究生导师，广东省中医药学会脑病专业委员会副主任委员，第三批全国老中医药专家学术经验继承人，东莞市第二批名中医师承项目指导老师，广东省优秀中医临床人才，东莞市2019年名中医药专家传承工作室建设项目专家。从事临床一线工作20余年，对中西医结合治疗心脑血管疾病、老年病有深入研究，在行业内有较高影响力。

　　宁为民教授在国内首次提出运用宣通三焦法（通圣方）治疗大面积脑梗死等危重症，疗效显著，该研究成果已通过科研鉴定，达到国内领先水平，在广东省内多家医院推广应用，获得国家级专利一项，并获得"创新东莞科技进步奖"。在国内首次运用育阴潜阳法治疗认知功能障碍，该成果获得东莞市科技进步奖二等奖，创制的院内制剂滋阴健脑片已广泛运用于临床，疗效显著。同时研发了具有健脾化痰、息风通络功效的院内制剂天麻健脑颗粒，对治疗风痰上扰型眩晕及失眠具有显著效果。主编的《何世东学术精华与临床应用》（广东科技出版社）、参与整理的《卢觉愚集》（广东人民出版社）已经出版。主持并参与省、市级课题近10项，培养师承弟子、研究生、住院医师培训生10余名。2016年获得东莞市"一类名医"称号，同年被东莞市精神文明建设委员会办公室及东莞市卫生健康局评为东莞市"最美医生"；2018年被评为广东省三八红旗手；2019年被东莞市人民政府评选为东莞市第七届道德模范；2020年被广东省精神文明建设委员会办公室评为"广东好人"。

　　心血管疾病严重危害人类健康，对于多数心血管疾病而言，动脉粥样硬化病变是其共同的病理基础。有效控制动脉粥样硬化病变，可减少心血管事件的发生，降低死亡率，提高人们的健康水平。中医学作为世界医学中的瑰宝，对动脉粥样硬化的预防和治疗起着重要的作用。

　　中医药事业的发展和繁荣，需要遵循中医药发展规律，亦需要一批将传承经典和守正创新相结合的人才。广东省名中医叶小汉教授正是中医药文化传承与创新型人才中的佼佼者。他坚持以中医为主体，秉承"读经典，做临床"的宗旨，重视中医基础理论和临床经验总结，善于将中医辨证与西医辨病有机结合。他多年来致力于动脉粥样硬化的中西医研究，结合动脉粥样硬化的病理特点，发挥传统医学治病求本的优势，在国内首次提出动脉粥样硬化属于中医积证范畴，采用软坚散结法对动脉粥样硬化进行防治，研发了心脉康片，取得了很好的临床疗效，使广大动脉粥样硬化患者受益，为动脉粥样硬化的中医药治疗开辟了新思路。

本书突出了中医药的特色及优势，系统地从积证理论介绍了动脉粥样硬化的中医病名、病因病机、辨证论治、方药及中医特色康复疗法，并通过医案分析深入探讨软坚散结法防治动脉粥样硬化的精髓。本书的出版是传承名中医学术经验的重要举措，能使广大中医药工作者从中受益，并造福广大患者，故欣然为序。

冼绍祥

广州中医药大学第一附属医院院长

2022年9月3日

　　随着中国逐步进入老龄化社会，心脑血管疾病因其具有高发病率、高死亡率、高致残率、高复发率的特点而倍受重视。动脉粥样硬化是心血管疾病的病理基础，据统计，全球每年约有2 000万人死于动脉粥样硬化性疾病。积极防治动脉粥样硬化，可降低心血管疾病的发生率，提高患者的生活质量，对我国社会经济的发展及人民生活水平的提高具有重要作用。

　　随着现代医学药物治疗、手术治疗、介入治疗等方法的不断进步，动脉粥样硬化病死率呈现下降趋势，但死亡总数仍在不断增加。近年来，中医积极参与动脉粥样硬化的防治研究，取得了一定的成效。中医研究动脉粥样硬化的重点在于提高其防治效果，但目前大多数的研究仅限于寻求有效方药，针对动脉粥样硬化理论体系的研究还很少。如果不建立或不能建立完整的辨证论治体系，则中医对动脉粥样硬化的认识始终只限定于古代文献的研究和经验总结，缺乏指导临床实践方面的规律性认识。本书弥补了这方面的不足，系统地从积证论述动脉粥样硬化的病名、基本病机、主要证候及基本治疗原则。

东莞市中医院心血管内科是广东省中医药局重点专科，学科带头人叶小汉教授从事动脉粥样硬化的中医药研究及治疗近20年，积累了丰富的临床经验，在动脉粥样硬化的中医药治疗方面形成了自己的特色和优势，科研成果颇丰。他关于动脉粥样硬化的课题曾获得东莞市科技进步奖二等奖，研发的心脉康片获得广东省食品药品监督管理局批准，成为东莞市中医院院内制剂。他多次在两广心血管中医年会及岭南内科年会上汇报微型积证论，获得与会专家的一致认同和赞誉。

本书共分为五个部分：第一、第二部分重点介绍中医治疗动脉粥样硬化的历史和挑战，以及动脉粥样硬化的国内外研究进展，旨在让读者较为全面地了解动脉粥样硬化的中医药临床研究的进展及成果；第三、第四部分从微型积证论出发，系统地介绍了动脉粥样硬化的中医病名、病因病机、辨证论治、方药及中医特色疗法，让读者更深入地了解运用软坚散结法治疗动脉粥样硬化的缘由及意义，同时记录了临床典型医案，通过医案分析能够更好地总结动脉粥样硬化的诊疗经验和方药运用体会；第五部分重点阐述了动脉粥样硬化的中医康复疗法，包括非药物治疗、生活调护、康复等内容，旨在为读者提供有价值的中医康复治疗方法。全书的特点是重点论述临床医疗，突出中医中药和中西医结合的特色。

冼绍祥教授高度重视和支持本书的编写，并亲自为本书作序。本书的编写团队由长期从事心血管内科临床一线工作的高年资医生组成，他们齐心协力，孜孜以求，精益求精，悉心整理叶小汉教授关于软坚散结法防治动脉粥样硬化的临床经验和学术成果，保证了本书的质量。在此一并表示感谢。

编者

2022年12月1日

目录
CONTENTS

第一部分

中医治疗动脉粥样硬化的历史和面临的挑战 / 001

第一节　中医对动脉粥样硬化的认识 / 002

　　一、病名认识 / 002

　　二、病因认识 / 003

　　三、病机认识 / 007

　　四、辨证论治 / 010

第二节　中医治疗动脉粥样硬化面临的挑战 / 011

　　一、如何在发掘中医传统的基础上，崇中参西谋发
　　　　展，治疗动脉粥样硬化 / 011

　　二、如何构建关于动脉粥样硬化的中医理论体
　　　　系 / 012

　　三、如何确立动脉粥样硬化的中医微观调控体
　　　　系 / 013

第二部分

动脉粥样硬化的文献研究 / 017

第一节　动脉粥样硬化的研究概况 / 018

第二节　动脉粥样硬化发病机制的研究进展 / 022

1

第三节　动脉粥样硬化的检测与干预　/ 032

第四节　动脉粥样硬化的中医观　/ 046

第三部分

动脉粥样硬化诊治的新探索——微型积证论　/ 069

第一节　从积证论治动脉粥样硬化的立论基础　/ 070

　一、动脉粥样硬化中医病名的现状　/ 070

　二、脉络积的立论基础　/ 071

第二节　动脉粥样硬化中医病因病机的认识　/ 075

　一、脉络积的基本病因　/ 076

　二、脉络积的基本病机　/ 081

第三节　基于积证论的辨证分型及治法　/ 085

　一、辨证要点　/ 085

　二、运用软坚散结法防治动脉粥样硬化　/ 096

　三、分证论治　/ 100

　四、方药探讨　/ 105

第四节　动脉粥样硬化典型医案选粹　/ 124

　一、心脉积　/ 124

　二、肢脉积　/ 133

　三、脑脉积　/ 144

　四、肾脉积　/ 155

第四部分

　软坚散结法防治动脉粥样硬化的临床

　和实验研究 / 163

　　第一节　临床研究 / 164

　　第二节　动物实验研究 / 171

第五部分

　动脉粥样硬化的中医康复疗法 / 181

　　第一节　动脉粥样硬化中医传统特色疗法 / 182

　　　一、中药穴位敷贴疗法 / 184

　　　二、耳穴压豆法 / 187

　　　三、中药封包法 / 188

　　　四、中药沐足法 / 191

　　　五、针灸疗法 / 193

　　　六、药膳 / 195

　　第二节　动脉粥样硬化的中西医康复之"七大处方

　　　　　　八大法" / 200

　　　一、戒烟处方 / 202

　　　二、运动处方 / 204

　　　三、营养处方 / 207

　　　四、心理处方 / 209

　　　五、中医处方 / 211

第三节 中医"治未病"思想与动脉粥样硬化的防
治 / 224

一、中医"治未病"思想的来源和意义 / 224

二、中医"治未病"的思想原则 / 230

三、中医"治未病"思想在防治动脉粥样硬化中
的应用 / 234

第一
部分

中医治疗动脉粥样硬化的

历史和面临的挑战

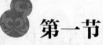

第一节

中医对动脉粥样硬化的认识

一、病名认识

动脉粥样硬化（atherosclerosis，AS）是动脉硬化血管病中最常见的一种疾病。其特点是受累动脉的病变从内膜开始，先后有脂质积聚、纤维组织增生和钙质沉着，并有动脉中层的逐渐蜕变和钙化，由此继发斑块内出血、斑块破裂及局部血栓形成。因在动脉内膜积聚的脂质外观呈黄色粥样，故称其为动脉粥样硬化。动脉粥样硬化类疾病具有发病率高、致残率高、致死率高等特点，在临床逐渐引起人们的重视。古代医家对动脉粥样硬化类疾病引起的临床表现有详细的认识，散见于中医胸痹、真心痛、头痛、眩晕、中风、厥证等疾病中，但由于检查手段的局限性，对于这类疾病的共同发病机制——血管病变（如动脉粥样硬化）无深入的认识。随着现代诊疗技术的发展，彩色多普勒超声、非创伤性血管成像技术（CTA）、血管造影、血管内超声等新技术得到应用，动脉粥样硬化的诊疗水平大大提高，也使得中医对动脉粥样硬化类疾病的认识进一步深入。

动脉粥样硬化属于现代医学的病理学概念，中医学并无此病名，只是参照动脉粥样硬化的常见临床症状，将其归为"眩晕""头痛""痴呆""中风""胸痹""真心痛""脉痹"等病证范畴。临床中以心脑血管疾病为主，也可见于一部分周围血管疾病，患者常表现出眩晕、头痛、肢体麻木、言语不利、半身活动障碍、胸闷、气短、心悸、心前区疼痛、下肢跛行、静息疼痛等症状。

上述症状往往是动脉粥样硬化未能得到及时控制，发展到疾病后期所导致的并发症，动脉粥样硬化的患者并不一定都会出现眩晕、头痛、中风、胸痛等症状，对于症状不明显甚至几乎没有任何临床表现的患者，中医学暂无明确的病名反映动脉粥样硬化的发病实质，亦不能指导临床辨证和治疗，这妨碍了中医对动脉粥样硬化辨证论治规律的研究。

二、病因认识

动脉粥样硬化是因禀赋不足、年老体衰，导致肾精亏损；或因过食肥甘，导致脾胃受损；或因情志过极，导致五志受伤；或因湿热、毒邪侵犯机体，导致脏腑功能紊乱，使津液不能正常输布代谢，痰滞体内，湿热毒邪煎熬、熏蒸血液，血凝成瘀。痰浊、血瘀、热毒之邪交积而成硬化之斑块。

1. 禀赋不足，年老体衰，肾精亏损

动脉粥样硬化多见于中老年人，亦见于青壮年甚至儿童，多具有家族遗传倾向。《素问·阴阳应象大论》曰："年四十，而阴气自半也，起居衰矣。"肾为先天之本，人到中年，气血虚弱，阴气自半，故先天肾气衰竭。《素问·脏气法时论》曰："肾病者……虚则胸中痛……"虽然五脏皆虚为动脉粥样硬化之本，但是肾虚为其根本，肾中精气亏耗可使其他脏腑发生病变，从而导致动脉粥样硬化的发生。肾精亏虚则水不涵木，肝失所养，疏泄失司，气血运行不畅，停而为痰为瘀；肝肾亏虚、疏泄失司又可影响脾胃功能，脾胃虚则气血生化乏源，津液运化失常则不归正化，留为痰浊膏脂，进一步影响气血运行，痰瘀互结更甚；阴精亏虚、肝气郁滞更易导致火热内生，炼液为痰，凝血成瘀，且灼伤血脉，加快动脉粥样硬化进程。从遗传学角度来讲，动脉粥样硬化是一种多基因遗传病，而中医学认为肾藏精，主生殖发育，为先天之本。《灵枢·决气》指出："两神相搏，合而成形，常先身生，是谓精。"所以肾精与遗传有直接的关系。

2. 过食肥甘，脾胃受损

现代研究表明血脂异常，尤其是低密度脂蛋白（LDL）升高是动脉粥样硬化的主要危险因素之一，而中医学的"痰浊"与血脂水平密切相关。《素问·痹论》云"饮食自倍，肠胃乃伤"。随着生活条件的改善，人们的饮食习惯也逐渐发生改变。若嗜食肥甘、过度饮酒，脾胃则为饮食所伤，继而引起脾之运化功能失常，或清气不升，浊阴化为痰浊；或脾不散精，精微不布，聚湿为痰。诚如《证治汇补·痰症》所言，"脾虚不运，清浊停留，津液凝滞，变为痰饮"。脾失健运可致痰浊内生，痰浊又可阻碍脾胃的运化功能，使脾虚更甚，加快痰浊的生成，使痰浊停滞于血脉，形成痰瘀互结之"硬化斑块"。因此饮食不节、脾胃受损是痰浊形成的基础，为动脉粥样硬化的重要病因。

3. 情志过极，五志受伤

现代生活节奏加快、生活压力增大，极易使人们情志失调，而长久的情志失调，会导致肝气郁结，肝失疏泄，气机不调，心气功能受到遏郁，使血液在脉中不能正常流动，郁而为滞；或肝郁化火，灼伤阴液，炼为痰瘀；或肝气乘脾，肝脾不和，加重脾虚，脾失健运，运化失常，水谷精微不化，反成脂浊，潴留体内，侵及血脉，导致痰瘀互结。

4. 湿热蕴蒸

《临证指南医案》指出："初病湿热在经，久则瘀热入络。"中医认为：湿为阴邪，其性重浊、黏滞，易困脾、阻遏气机，脾失健运，致血行不畅，滞而成痰、成瘀；热为阳邪，其性耗散，煎液成痰，熬血成瘀，或热伤血络，血不归经，致离经之血成瘀。因此，不论外感湿热，或内伤杂病内生湿热，湿热蕴蒸日久，入营动血，瘀血内生，均可影响经络血脉，从而导致动脉粥样硬化类疾病的发生。故湿热内蕴为动脉粥样硬化的易患因素之一。

5. 毒邪郁结

《金匮要略心典》曰："毒者，邪气蕴蓄不解之谓。"毒邪是由于脏腑功能失调、气血运化失常，体内产生的病理产物不能及时排泄而蕴积于体内，是导致各种疾病的病理因素。毒邪亦有内外之分。外感毒邪多由六淫邪气转化，外邪入侵，日久不能祛除，郁积而成；内生之毒则与脏腑功能异常有关，脏腑功能异常产生内毒，内毒又可作为病因影响脏腑的功能，既加重病情，又诱发新病。各种病原微生物及其毒素均可作为中医外毒的一部分；而现代医学中的凝血、微小血栓、毒性氧自由基、血脂、炎性介质等病理产物，则可看作中医的内毒。毒邪多指热毒、痰毒、瘀毒等。热毒多因脏腑虚衰，气血运行失常，致营卫失和而壅塞，瘀积成热，蕴热成毒；痰毒多因脏腑功能减退，津液失于输布，滞于体内，凝而成痰，痰浊蕴久化热而成；瘀毒指瘀血日久化毒，毒又可致瘀。总之，毒邪致病皆因痰瘀热毒阻滞脉络而影响气血运行，促进疾病发展。痰瘀热毒可加重炎症，促使动脉粥样硬化进一步发展，进而促使斑块破裂、血栓形成，引发心血管疾病（CVD）。

三、病机认识

近年来，多数学者认为动脉粥样硬化的病机为本虚标实，虚实夹杂。病变累及心、肝、脾、肾等器官，脏腑虚损为病之本，痰、瘀、毒互阻为病之标，本虚与标实的相互影响，致使病变不断发展。其病在血脉，根在脏腑。

1. 脏腑功能失调为病之根本

（1）肝肾亏虚

肾主元气，元气为一身诸气之根本。诚如《医林改错·论抽风不是风》所言："元气既虚，必不能达于血管，血管无气，必停留而瘀。"肾气虚而无力祛邪外出，形成瘀血，可导致动脉粥样硬化缓慢发展。中老年人肾精始亏，精血不足，血脉不利，血行缓慢而为瘀；肾气亏耗，元气不足，对各脏腑的推动温煦作用减退，五脏渐虚，痰瘀渐生。肝阴不足，阴不制阳，易致肝火上炎；肾水不足，水不涵木，易致肝阳上亢。肝肾阴亏日久，内生虚火，必炼液为痰，凝血为瘀，脉络枯涩，从而发为本病。

（2）脾虚失运

脾居中焦，职司运化，乃膏脂精微生化之源。一方面，饮食水谷精微，赖脾之运化，始能上奉于肺，通过肺之宣降，营养周身；另一方面，脾有运化水湿、升清降浊之作用，可将水谷精微中的多余水分传输至肺、肾，通过肺的宣发和肾的气化功能，使其化为汗液或尿液排出体外。若饮食不节，脾之运化功能失常，过盛的水谷则化为脂浊入脉中形成痰浊；或素体脾虚，不能运化水谷而聚湿成痰，痰入脉中，血行不利，成为瘀血。两者都可影响机体的血脂代谢，故李中梓《医宗必读》中说："惟脾土虚湿，清者难升，浊者难降，留中滞膈，瘀而成痰。"脾胃运化无力，血中之脂浊不能及时转化和排泄，留而不去，又可阻碍脾胃运化，从而生成新的脂浊。如此相互影响，使体内脂浊愈积愈多，痰瘀互结，导致动脉粥样硬化的发生。

（3）肝失疏泄

《血证论·脏腑病机论》曰："木之性主于疏泄，食气入胃，全赖肝木之气以疏泄之，而水谷乃化。"脾胃的升降运化有赖于肝之疏泄功能的正常。肝失调达，气机易郁，气滞则血瘀；肝郁又可横逆犯脾胃，脾胃升降失常，则水湿津微不布，聚而化痰；痰瘀互结，又可加重气机不畅，逐渐形成动脉粥样硬化之斑块。

2. 痰瘀互结是病机的关键

动脉粥样硬化的病位在于血脉，气血的运行以血脉为通路。痰湿黏滞重浊，易于凝聚，沉积血府，血脉受阻成瘀，即产生一系列病变。如《林氏活人录汇编》即有"（心）包络之痛……亦有痰涎停伏，窒碍不通而痛"的记载。膏脂虽为人体所需要的一种营养物质，但过剩亦可为害。如果清从浊化，变生脂浊，留滞血脉之中，则会逐渐成为动脉粥样硬化性斑块，诚如《医学正传》所言："津液稠黏，为痰为饮，积久渗入脉中，血为之浊。"另外，血脉中之瘀亦可致痰，形成恶性循环。如《诸病源候论·诸痰候》中说："诸痰者，此由血脉壅塞，饮水积聚而不消散，故成痰也。"《血证论》则明确指出："血积既久，亦能化为痰水。"血中之痰浊作为痰与血的混合物，是造成痰瘀互结的主要因素，痰借血体，血借痰凝，凝血为瘀，痰瘀互结，着于血脉，血脉上凝着之痰瘀结块使脉管本身受损，局部气血的运行和温煦受阻，日久交结不解，凝之愈坚，这种痰浊瘀血相凝之结块即是动脉粥样硬化性斑块。因此，"痰瘀同病"，痰浊内生，阻碍气机，气机不畅则瘀血内生，痰浊留滞血脉之中是动脉粥样硬化的重要病理因素之一。

3. 毒邪内蕴是重要的病机

毒邪内蕴亦是动脉粥样硬化发生、发展的重要病理因素。根据来源划分，毒邪有内生之毒与外入之毒。与动脉粥样硬化的发生紧密相关的是内生之毒。内生毒邪多建立在内伤杂病的基础上，脏腑功能失调，气血运行紊乱，导致机体生理或病理的代谢产物不能及时排出，诸邪蓄积，交结凝滞，以致邪气亢盛，败坏机体而化生。毒邪侵淫人体，导致脏腑、气血、经络的损害及失调，阴阳偏盛偏衰，正所谓"无邪不有毒，热从毒化，变从毒起，瘀从毒结"。毒邪瘀阻血脉是动脉粥样硬化病位深、病情重、病势缠绵难愈的原因。

痰浊、血瘀、毒邪三者并不是孤立存在的，而是密切联系的。痰浊、血瘀作为津液代谢的病理产物，其本身郁久即可化毒为害，形成痰毒、瘀毒，交积脉中。而毒邪致病，亦可因毒而成痰成瘀。因毒成痰，原因有二：一是毒邪侵犯机体，津液不能正常输布，滞留体内，凝聚而为痰饮；二是津液受热毒煎熬而成痰。毒邪致瘀，原因有五：一是毒邪煎熬熏蒸血液，血凝成瘀；二是毒邪伤络，血溢成瘀；三是毒邪伤津耗阴，阴伤血滞为瘀；四是毒壅气机，血脉凝滞；五是热毒损脏，血行失司。毒、痰、瘀三者相互促生，形成恶性循环。

四、辨证论治

2017年《动脉粥样硬化中西医结合诊疗专家共识》提出动脉粥样硬化的主要证型为痰瘀互结、气阴两虚、气虚血瘀、气滞血瘀。治疗方法分别为：活血化痰，理气止痛；益气养阴，活血通脉；益气活血，祛瘀止痛；疏肝理气，活血通络。也有医家提出分期论治，向军军等根据气血的盈亏及气血间的关系将病程分为3个阶段：初期为气滞血瘀证，治以行气活血为主；中期为气虚血瘀证，治以补气活血为主；后期为气血虚弱兼有痰瘀闭阻之证，治以补益气血、化痰散瘀为主。

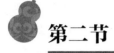

第二节

中医治疗动脉粥样硬化面临的挑战

一、如何在发掘中医传统的基础上，崇中参西谋发展，治疗动脉粥样硬化

要想研究动脉粥样硬化，发掘整理中医对该病的传统认识极为重要。中医学中虽无与动脉粥样硬化相对应的病名，但可从与之相关的病证中寻求启示，如"眩晕""头痛""痴呆""中风""胸痹""真心痛""脉痹"等。从历代的文献中提炼整理出疾病发生、发展的病因、病机，方能更好地从中医的角度认识动脉粥样硬化。现代医学对于动脉粥样硬化的认识，应当具体分析，选择性地加以利用。例如，西医对于动脉粥样硬化的认识基于微观形态学，这是科学的。在病因学方面，现代医学对动脉粥样硬化进行了系统、全面的流行病学研究，发现与它发生相关的因素有数百种，其中年龄、饮食、吸烟、肥胖、性别、精神、遗传、高血压、糖尿病、高脂血症等因素与它的关系最为密切。

这些病因基本包含了中医三因致病的内容，而且强调内因的作用，与中医的传统认识相契合。但由于中西医各成体系，这两个领域对每个病因的理解会有所不同，比如肥胖，西医从内分泌、代谢的角度去分析，中医则考虑为气虚、痰湿所导致。因此，我们在发掘中医对动脉粥样硬化传统认识的同时，也要认同现代微观形态学的认识，对它赋予新的理解，并在实践中修正、补充和完善，以实现现代中医对动脉粥样硬化的全新认识。

二、如何构建关于动脉粥样硬化的中医理论体系

中医研究动脉粥样硬化的重点在于提高其防治效果，但目前大多数的研究仅限于寻求有效方药，针对动脉粥样硬化理论体系的研究还很少。如果不建立或不能建立完整的辨证论治体系，则中医对动脉粥样硬化的认识始终只是针对古代文献的研究和经验总结，而缺乏指导临床实践的规律性认识。要完成从实践到理论的飞跃并不是一件轻而易举的事，必须充分结合中西医现有的理论知识，在实践中反复认证才可能得到逐步完善。《素问·至真要大论》言："谨守病机，各司其属，有者求之，无者求之，盛者责之，虚者责之。"病机是联系中医基础理论和临床治疗的纽带，是立法的依据，是论治的源头。确立动脉粥样硬化辨证论治体系的核心就是完成对其病机的阐明，以中医病名的命名规律确定

动脉粥样硬化的病名。该体系至少应包括以下内容：病名、基本病机、主要证候及基本治疗原则。

三、如何确立动脉粥样硬化的中医微观调控体系

确立中医微观调控体系是根据中医的疾病观，抓住疾病发生、发展的中心环节，利用一切现代手段，研究用中医药控制疾病的有效方法。现代医学对动脉粥样硬化发生的机理有若干学说，如血栓形成和血小板聚集学说、脂质浸润学说、炎症学说、单克隆学说、损伤反应学说、氧化学说、同型半胱氨酸学说、精氨酸学说、剪切应力学说等。虽然每种学说都有各自的依据，但不能解析动脉粥样硬化的所有现象，关于动脉粥样硬化的始动病因，人们至今未能确定。1961年，William Kannel在弗雷明汉（Framingham）心脏研究中首次提出危险因素的概念，通过大面积的人群调查研究发现了众多危险因素，至1983年已报道246种。目前确认的危险因素还在不断增加，现分为两类，有300余种。如果我们完全按西医的思路进行研究，势必陷入极大的被动状态。因此，必须按照中医的认识方式，抓住中心和重点进行研究。中医学把机体看作一个"稳态"系统，从抗病和致病因素的失衡去寻求发病的根源。动脉粥样硬化的发生可以看作是致动脉粥样硬化和抗动脉粥样硬化因素间失衡所引起的，所以中医对动脉粥样硬化进行微观研究就应抓住这个中心，探索

中医药的调控方法，形成一个微观调控体系，并与宏观的证机治则体系相互补充，为宏观辨证提供客观依据，从而大大增强其针对性，促进辨证施治微观化的进程。根据上述方法进行的研究，结果往往带有普遍意义，可以发现多种动脉粥样硬化类疾病的共同病理环节。

参考文献

[1] 葛均波, 徐永健. 内科学 [M]. 8版. 北京: 人民卫生出版社, 2013: 220.

[2] 赵步长, 伍海勤, 王一民, 等. 动脉粥样硬化中医浅析 [J]. 光明中医, 2012, 27 (12): 2518-2522.

[3] 张京春, 陈可冀, 张文高, 等. 不稳定斑块的中西医结合认识现状及研究思路 [J]. 中国中西医结合杂志, 2005, 25 (10): 869-871.

[4] 吴以岭. 络病学入门 [M]. 北京: 人民军医出版社, 2015: 3.

[5] 鞠军亮, 孟令坡, 董晓波, 等. 通心络胶囊与动脉粥样硬化临床疗效现状分析 [J]. 临床合理用药, 2019, 12 (5B): 167-168.

[6] 李红蓉, 秘红英, 孙颖, 等. 基于脉络学说对动脉粥样硬化病因病机的认识 [J]. 中医杂志, 2017, 58 (16): 1359-1363, 1367.

[7] 周俊合.“心胆论治”针灸抗颈动脉粥样硬化斑块的临床随机对照研究[D].广州:广州中医药大学,2019.

第二部分

动脉粥样硬化的文献研究

动脉粥样硬化是指在多种危险因素的作用下，大中动脉内皮细胞结构或功能受损，导致内膜通透性增加，以血脂大量沉积到内膜下为主要特征的渐进性病理过程，伴随有炎症细胞浸润，中膜平滑肌细胞向内膜下迁移增殖，泡沫细胞形成和细胞外基质合成增加，最终形成动脉粥样硬化斑块。1961年，最早在弗雷明汉心脏研究中确认的动脉粥样硬化的危险因素主要有高血脂和高血压等。经过随后的深入研究，发现了更多危险因素，它们可以分为两类：遗传危险因素和环境危险因素。主要的遗传危险因素包括LDL或极低密度脂蛋白（VLDL）升高、高密度脂蛋白（HDL）降低、高血压、糖尿病、肥胖、代谢紊乱综合征、同型半胱氨酸高、家族史、凝血因子水平升高、系统性炎症等。主要的环境危险因素则包括高脂饮食、吸烟、缺乏运动和某些微生物的感染等。

 第一节

动脉粥样硬化的研究概况

　　医学界对动脉粥样硬化的认识和研究已有200多年的历史。1815年，英国外科医生Joseph Hodgson使用"atheromatosis"描述脂肪性动脉退行性病变，并首次提出炎症是其形成的原因，认为脂肪性动脉退行性病变是一种慢性炎症性病变。1829年，法国病理学家Jean Frédéric Lobstein首次使用了术语"arteriosclerosis"，即动脉硬化。1904年，德国病理学家Felix Jacob Marchand正式以"atherosclerosis"命名动脉粥样硬化，即一类有血管内脂肪沉积并导致动脉血管硬化的病变。1908年，俄国科学家Ignatowski开展了家兔高胆固醇喂饲试验，首次在动物体内复制出与人类动脉粥样硬化相似的病变，直接验证了胆固醇与动脉粥样硬化病变的相关性。1910年，德国化学家Adolf Windaus通过正常血管壁与动脉粥样硬化病变血管壁中胆固醇含量的对比研究，进一步证实了胆固醇对动脉粥样硬化的影响。此后的100多年中，关于动脉粥样硬化的成因、病理和风险因素以及检测、预防和治疗等一直是国际心血管病研究领域的重点和热点。我国动脉粥样硬化的研究虽然起步较晚，但仍有其独到之处。中国病理生理学会动脉粥样硬化专业委员会原主任委员杨永宗教授等编著的《中国动脉粥样硬化研究纪事》，对动脉粥样硬化进行了定义，并详细梳理了中国动脉粥样硬化的研究历史，记录了中国动脉粥样硬化研究领域的各种学术活动。徐楠图等进一步提出在临床上把动脉硬化分为小动脉硬化和大、中动脉硬化。其中，小动脉硬化通常由高血压引起，而大、中动脉硬化的病理变化为动脉内膜受损、内膜增厚、内膜壁胆固醇沉着、斑块形成、管壁钙化等，因此只有大、中动脉硬化才可称为动脉粥样硬化。此外，王帝之等综合大量研究后提出，动脉粥样硬化是由人体高氧化应激反应、炎症反应、免疫反应、脂质沉积和基因特质综合作用而引发的疾病。进入21世纪，动脉粥样硬化和其他生命科学领域的研究一样，全面进入细胞和分子生物学研究时代。一方面，动脉粥样硬化的研究取得重要进展；另一方面，新的理论与技术问题不断涌现，使得动脉粥样硬化研究呈现出勃勃生机。中国的动脉粥样硬化研究无论是基础还是临床都是热点之一，主要体现在以下4个方面：①动脉粥样硬化模型复制的研究。引进了载脂蛋白E基因敲除鼠模型；大量维生素D联合高脂饲料建立动脉粥样硬化大鼠模型、炎症免疫相关模型，以及基因工程模型等。②动脉粥样硬化病因学研究。主要集中在载脂蛋白基因多态性、脂蛋白脂肪酶等相关基因多态性、动脉粥样硬化遗传易感性、家族性高胆固醇血症，以及动脉粥样硬化的危险因素等方面。③动脉粥样硬化的发病学研究。主要以氧化型低密度脂蛋白氧化损伤设想为主导，研究损伤血管内皮、刺激平滑肌细胞增殖、致血管壁细胞凋亡等发病机制；此外，在泡沫细胞形成、血液因素致动脉粥样硬化作用和斑块稳定性方面也做了大量工作。④抗动脉粥样硬化因素研究。除了继续探索高密度脂蛋白、过氧化体增殖物激活型受体、L精氨酸——氧化氮合酶等因素的抗动脉粥样硬化作用外，还发现ATP结合盒转运体A1、溶血卵磷脂和小凹蛋白1等因素的抗动脉粥样硬化作用。中国在动脉粥样硬化病理生理学研究方面的进步很大，但和完全阐明动脉粥样硬化的病因学、发病学的目标还有较远距离。

第二节

动脉粥样硬化发病机制的研究进展

　　动脉粥样硬化是一种慢性炎症性疾病。内皮损伤或血清胆固醇水平过高导致大量以低密度脂蛋白为主的脂质颗粒沉积于动脉内皮下，这些沉积的脂质颗粒随后被修饰标记并吸引血液中的单核细胞、淋巴细胞等迁移至内皮下；内皮下的单核细胞转化为巨噬细胞并大量吞噬修饰的脂质颗粒，超过高密度脂蛋白等物质把胆固醇向内膜外转运的能力，巨噬细胞形成的泡沫细胞最终死亡，大量死亡泡沫细胞聚集形成脂质池并吸引动脉中层的平滑肌细胞迁移至内膜，随后平滑肌细胞由收缩型衍变为合成型，并产生大量胶原和弹力纤维等物质包裹脂质池，形成典型的动脉粥样硬化病变。

　　1. 内皮细胞功能障碍

　　内皮细胞对于血管功能极其重要，Gimbrone等将内皮细胞功能障碍定义为内皮细胞的功能表型中所有适应不良的变化，且这些变化与动脉粥样硬化相关。肥胖、2型糖尿病及胰岛素抵抗患者易发生内皮细胞功能障碍，发病机制主要如下：一般情况下，胰岛素通过激活正常内皮细胞（EC）中的胰岛素受体底物-1（IRS-1）/磷脂酰肌醇3-激酶（PI3K）信号来刺激血管扩张剂一氧化氮（NO）的产生。然而，胰岛素抵抗通常伴随着PI3K-NO信号传导减弱以及丝裂原活化蛋白激酶-内皮素-1（ET-1）信号传导增加，在此基础上，NO产生受抑制，进而引起内皮细胞功能障碍。内皮细胞损伤是动脉粥样硬化发生的启动步骤，其功能障碍主要表现为正常的抗凝、抗细胞黏附和抗氧化功能减弱。与此同时，内皮细胞和血小板表达的黏附分子［主要是P-选择素（CD62P）和细胞间黏附分子-1（ICAM-1）］和单核细胞趋化蛋白-1（MCP-1）增高。氧化低密度脂蛋白（OX-LDL）及一些炎性因子，如干扰素-γ（IFN-γ）、肿瘤坏死因子-α（TNF-α）、白细胞介素-1（IL-1）均可刺激MCP-1表达上调，导致单核细胞移行至内膜下并增殖。一些其他细胞，如平滑肌细胞（SMC）和巨噬细胞也能产生MCP-1，使单核-巨噬细胞在内膜下不断增殖并分化成泡沫细胞，使病灶逐步发展。高胆固醇血症、OX-LDL及一些炎性因子也参与这一过程。内皮细胞产生的单核细胞集落刺激因子/粒细胞单核细胞集落刺激因子（MCSF/GMCSF）使单核-巨噬细胞增殖。血小板源性生长因子（PDGF）使SMC增殖并移行至内膜下。动脉粥样硬化斑块中MCP-1高度表达是内膜单核-巨噬细胞募集的主要因素，而OX-LDL除对单核细胞有趋化作用外，还能抑制单核-巨噬细胞移动，从而使单核-巨噬细胞在局部集中并发展成粥样斑块。

2. 血管平滑肌细胞增殖与钙化

血管平滑肌细胞（VSMC）的增殖是动脉粥样硬化形成过程中的重要环节，它与一些生长因子的作用有关。血小板和巨噬细胞产生的PDGF和平滑肌自分泌的PDGF，均可促进VSMC增殖。白细胞介素-8（IL-8）可吸引T淋巴细胞，它也是血管生长因子，能诱导SMC增殖、移行。活化的VSMC和巨噬细胞分泌的血管内皮生长因子（VEGF）、碱性成纤维细胞生长因子（bFGF）、转化生长因子-β（TGF-β）、胰岛素样生长因子（IGF）及IL-1、TNF-α与VSMC增殖、趋化也有一定关系。同时，VSMC通过参与血管钙化调节血管紧张度。VSMC作为胰岛素作用的靶标，受胰岛素抵抗影响。在VSMC中，胰岛素诱导的血管舒张受多种代谢信号通路影响，如IRS-1/PI3K和环鸟苷酸（cGMP）信号通路。这些信号导致细胞内游离钙减少和钙敏感度降低。在动脉损伤和动脉粥样硬化的条件下，VSMC可分为静止表型、收缩表型以及增殖合成表型。实际上，在钙化动脉中，VSMC可向成骨细胞分化。活性氧（ROS）的增加导致核转录因子κB（NF-κB）和转录因子Runt相关转录因子2（Runx2）的活化，从而进一步导致VSMC向成骨细胞分化。据报道，血管紧张素Ⅱ

（Ang Ⅱ）通过激活Runx2和NF-κB，调节VSMC中基质Gla蛋白和炎性细胞因子表达，从而加剧了血管钙化。随着年龄增长，VSMC产生的TGF-β也会增加，导致弹性动脉硬化，miR-181b直接与TGF-βi结合，参与调节动脉硬化。

3. 细胞外基质改变

细胞外基质（ECM）的组成与结构的改变是血管硬化的重要因素。在肥胖、2型糖尿病以及胰岛素抵抗的条件下，转化生长因子和结缔组织生长因子可以刺激ECM蛋白合成，如纤连蛋白和胶原蛋白等。研究发现，晚期糖基化终产物（AGE）可增加胶原含量并使之产生交联，诱导ECM性能改变。基质金属蛋白酶（MMP）家族可以参与ECM降解以及血管壁重塑。研究发现，慢性肾病伴有糖尿病患者的动脉管壁中，MMP2和MMP9明显上调，且这一改变与弹性纤维降解、动脉粥样硬化和血管钙化密切相关。MMP12可以通过重塑动脉平滑肌细胞微环境参与动脉粥样硬化的进程。研究发现，促心肌素-1［cardiotropin-1，白细胞介素-6（IL-6）的成员之一］可以促进ECM纤维化，进而诱发动脉粥样硬化。

4. 氧化应激

氧化应激与糖尿病、高血压和高胆固醇血症中动脉粥样硬化的发病率增加有关，过量的氧化剂改变DNA转录，导致细胞增殖以及影响动脉重构的氧化还原信号通路中断。ROS的产生对正常细胞信号传导和生理反应是必需的。

研究显示，长时间处于氧化应激状态，主动脉的顺应性降低，会引起心脏功能障碍。有实验发现，超氧化物歧化酶2（SOD2）对维持主动脉SMC的表型、功能具有重要的作用。在SOD2+/－小鼠中，过氧化氢水平下降，且SOD2通过下调Akt通路、激活FoxO3a蛋白促进SMC凋亡。这些结果进一步显示氧化应激可以通过诱导血管壁的重塑、SMC硬化和主动脉SMC的凋亡促进动脉粥样硬化的形成。Na/K-ATPase/ROS通路通过参与氧化应激在动脉粥样硬化中发挥作用。

5. 炎症

炎性细胞因子，如P-选择蛋白、ICAM-1、C反应蛋白、IL-6等，均与动脉粥样硬化内皮细胞的功能障碍相关。TNF-α和IL-1的刺激可促使还原型烟酰胺腺嘌呤二核苷酸磷酸（NADPH）氧化酶的活化，从而形成氧化应激环境，影响内皮细胞功能。超氧化物和过氧化氢刺激丝裂原活化蛋白激酶，特别是丝氨酸/苏氨酸激酶/蛋白激酶B（Akt或PKB）的激活，可导致血管平滑肌细胞增生和存活量增加，并促进MMP的产生。最近，有研究者发现适应性免疫系统在动脉粥样硬化的起源中十分重要，主要涉及T细胞。T辅助细胞因子、趋化因子和生长因子可引起炎症，并导致弹性膜的破坏和细胞基质层的破坏。然而，CD4+CD25+Foxp3+调节性T细胞（Treg）可以通过抗炎反应保护血管细胞。Treg细胞抗炎反应主要是通过细胞与细胞之间的相互作用以及分泌的可溶性抗炎因子［如白细胞介素-10（IL-10）和TGF-β］介导的。Kim等发现，可溶性肿瘤坏死因子受体（sTNFR）作为炎症疾病新的标志物与动脉粥样硬化的金标准脉搏波传导速度（PWV）独立相关。中性粒细胞-淋巴细胞比值（NLR）作为肾脏和心脏疾病一个新的炎症标志物，在多因素分析中，被发现与腹膜透析患者动脉粥样硬化的发生有独立相关性。炎症可以通过弹性蛋白的分解、平滑肌细胞的增殖以及细胞外基质的组成变化来引起动脉壁的结构改变。

6. 肾素-血管紧张素-醛固酮系统（RAAS）

Ang Ⅱ 和醛固酮是对动脉粥样硬化有显著促进作用的两种激素。研究表明，RAAS的活化在动脉粥样硬化和血管钙化的发病机制中起重要作用。RAAS活化后，通过促进内质网应激相关的炎症，加速动脉粥样硬化的发生与发展。RAAS诱导的血管损伤过程中，Ang Ⅱ 与其1型受体结合，通过NADPH氧化酶诱导氧化应激。除了由肝和脂肪组织释放的血管紧张素引起的RAAS的全身活化外，在肥胖和糖尿病患者中还能观察到脂肪组织产生的醛固酮引起血管组织中RAAS的局部活化。两种激素通过活化NADPH，使得NO的生物利用度受损，从而促进氧化应激和降低NO的生物利用度。另外，醛固酮也会促进内皮细胞表面Na^+通道的开放，这与细胞骨架的皮层硬化相关。Ang Ⅱ 可以上调内皮细胞内的ROS水平。越来越多的证据表明，RAAS不适当的激活可导致T细胞功能受损。静脉注射醛固酮后，Treg的转移可防止血管损伤。RAAS系统的激活也可能引起胰岛素抵抗，胰岛素抵抗可能导致胰岛素代谢信号传导障碍和NO的生物利用度受损。数据分析显示，Ang II通过Treg细胞促进了2型糖尿病患者动脉粥样硬化的进程。VSMC中Ang II和醛固酮调节在胰岛素信号传导中的作用已有报道。在代谢综合征患者中，Ang II信号通路及其1型受体在受损的内皮、心脏和肾功能的改变中起着关键的作用。最近的研究进一步证实，RAAS增强对心血管组织中的胰岛素抵抗有促进作用。Kim等研究发现，Ang II通过活化血管内皮中的mTOR/p70S6K引起IRS-1的磷酸化，从而抑制胰岛素刺激血管舒张。日本学者发现通过RAAS抑制剂，可以明显预防动脉粥样硬化的发生。

7. 动脉管腔的狭窄及临床并发症

动脉粥样硬化是一种缓慢进展性疾病，病程长达几年甚至几十年，其间大部分时间里患者可能没有临床症状。动脉粥样硬化斑块形成后，动脉壁结构重塑，管壁首先外向扩张而管腔不出现狭窄，但如果斑块进展超过了一定程度，则出现内向生长和管腔的狭窄。动脉粥样硬化斑块的进展扩大虽然缓慢，但并不是一个连续的过程，而是呈跳跃性的发展。一段静止期后，在某些因素的作用下可突然扩大进展，并如此反复。当病变进展导致管腔狭窄超过管腔直径的60%

时，则超过冠状动脉代偿扩张的能力，从而出现缺血症状，临床上常表现为稳定型心绞痛。许多急性心肌梗死患者发病前并没有稳定型心绞痛病史而猝然发病，因为急性心肌梗死常常发生于轻中度狭窄而不是严重狭窄的斑块。一项研究资料显示，导致急性心肌梗死的斑块破裂前，狭窄程度大多数在50%以下，仅25%的狭窄程度大于60%。但是狭窄程度轻并不等于斑块体积小，导致急性心肌梗死的斑块体积可能很大，没有导致严重狭窄的原因是斑块部位的动脉壁重塑呈外向型扩张。严重狭窄斑块也可发生破裂，从而导致急性心肌梗死，事实上严重狭窄斑块发生破裂的可能性并不低于轻中度狭窄斑块，但轻中度狭窄斑块的绝对数量远多于严重狭窄斑块，因此在导致急性心肌梗死的斑块中轻中度狭窄斑块占了绝大多数。

8. 动脉粥样硬化斑块与血栓

认识到急性血栓形成是急性冠状动脉综合征的最主要病因，对理解冠状动脉血栓形成的机制有着重要的意义。约三分之二的急性心肌梗死是由于斑块纤维帽破裂诱导急性血栓形成，另有四分之一是由于斑块表面糜烂诱导急性血栓形成。糖尿病患者和女性患者似乎更容易出现斑块糜烂。此外，动脉粥样硬化斑块的钙化结节侵蚀也可导致急性血栓形成。斑块内的胶原纤维是纤维帽抵御破裂，从而保持其完整性的最主要物质。因此胶原纤维合成和分解的动态平衡影响斑块的易损性。一些因素可干扰平滑肌细胞合成胶原，从而影响纤维帽对其完整性的维持，如淋巴细胞分泌的γ干扰素可抑制平滑肌细胞合成胶原，而TGF-β和PDGF等则能够促进平滑肌细胞合成胶原。另外，纤维帽的主要成分——胶原和弹力纤维等降解过快也可削弱斑块的稳定性，使其容易破裂并诱发血栓事件。胶原和弹力纤维等基质成分的降解主要由巨噬细胞分泌的基质金属蛋白酶、胶原酶和弹性蛋白酶等完成。基质的降解参与动脉壁的重塑，有利于平滑肌细胞与炎症细胞穿越致密组织向病变部位迁移，但同时也使纤维帽变薄、脆性增加，从而导致斑块不稳定。较大的脂核也会增加斑块的不稳定性，从生物力学的观点看，脂核越大便越易将血压等外力集中于斑块的肩部，而肩部是斑块最常见的破裂点。许多炎症因子可促进平滑肌细胞的凋亡，使胶原等基质成分的合成与降解的失衡更加严重。因此，不稳定斑块除了具有较薄的纤维帽、有大量炎症细胞浸润以及有较大的脂核的特征外，还有一个特征就是纤维帽平滑肌细胞数量较少。局部血栓形成是机体对破裂斑块的正常生理防护反应。研究显示，冠状动脉粥样硬化斑块有相当高的破裂发生率，而同一患者往往同时存在多处破裂斑块，但是并非每一次斑块破裂和继发血栓形成都会导致临床冠状动脉事件，多数情况下形成的血栓较小，对血流没有造成明显影响，从血栓形成到修复结束，患者没有任何临床症状。影响血栓大小的因素很多，如血液是否处于高凝状态、斑块破裂口的大小以及斑块破裂后所暴露的促栓因子（胶原和组织因子等）的多少等。这些富含血小板的血栓虽然不一定导致临床冠状动脉事件，但在动脉粥样硬化病变进展和斑块扩大的过程中扮演了重要角色。血小板所释放的TGF-β和PDGF等物质可刺激平滑肌细胞迁移、增殖及合成基质。血栓中的凝血酶也有很强的刺激平滑肌细胞增殖的作用。这种突发的血栓事件仅是斑块由静态转变为急性进展期的一种表现，也体现了动脉粥样硬化病变呈现跳跃性进展的特性。其他因素，如斑块内新生血管破裂导致的斑块内出血也可诱发斑块的急性进展。

第三节

动脉粥样硬化的检测与干预

1. 动脉粥样硬化的检测方法

临床上常用的无创检测动脉粥样硬化的方法包括：医学影像学检测方法，如颈动脉超声检查、计算机断层扫描（CT）、磁共振成像（MRI）；其他评估指标，如增长指数（augmentation index，AI）、舒张期增长指数（diastolic augmentation index，DAI）和PWV等。影像学方法主要检测动脉结构病变情况，而AI、DAI和PWV主要反映动脉功能异常情况。

（1）医学影像学检测方法

颈动脉超声检查是临床诊断和评估颈动脉壁病变的常用方法，可以清晰地显示颈动脉内中膜是否增厚、有无斑块形成、斑块形成部位、斑块大小、斑块是否堵塞血管等情况。研究表明，通过颈动脉超声检查获取的颈动脉内中膜厚度（IMT）和颈动脉斑块大小可有效评价颈动脉粥样硬化的情况，并判断是否与心血管事件相关。颈动脉超声检查需要专业读图且价格昂贵，这限制了其在基层的广泛应用。CT是利用X射线与灵敏度极高的探测器一同围绕人体的某一部位进行一个接一个的断层扫描。如对胸部进行CT检查可以检测冠状动脉和胸主动脉钙化或堵塞的情况。研究表明，CT可有效反映动脉钙化和狭窄的情况。尽管CT用时短、图像清晰，但检测费用偏高，定性诊断有一定限度且存在辐射，因此难以作为广泛筛查动脉粥样硬化的手段。MRI的原理是将人体置于特殊的磁场，用无线电射频脉冲激发人体内的氢原子核，引起氢原子核共振，并吸收能量，在停止射频脉冲后，氢原子核按特定的频率释放出吸收的能量，经电子计算机处理后获得图像。MRI可以检测身体所有的实质性器官，如大脑、心脏、血管、骨骼、肌肉等，成像清晰，定位、定性诊断准确。MRI是诊断疾病的重要工具，但是由于其检测时间长（平均20~30分钟），费用昂贵，难以作为广泛使用的筛查工具。影像学检测方法具有价格昂贵、专业性强、检测过程复杂等特点，而且都是对已经发生结构病变的动脉进行检测。然而，动脉粥样硬化是一个渐进性的发展过程，在动脉结构发生病变前，动脉功能可能已经减弱，但是并没有表现出临床症状，因此，影像学检测方法无法应用于动脉粥样硬化的早期筛查。相比于影像学检测方法，脉搏波分析技术及检测方法具有无创、无辐射、价格便宜等优点，是动脉粥样硬化早期筛查的有效方法，下面介绍基于脉搏波传递理论获取的AI、DAI和PWV。

（2）根据脉搏波传递理论获取的反映动脉粥样硬化的指标

根据脉搏波传递理论，脉搏波由前向波和反射波组成，反射波波形和强度可以评价动脉粥样硬化的情况，AI和DAI就是根据这一理论计算获得的。以桡动脉为例，脉搏波由起始点、第一峰值点、反射点、降中峡（心脏收缩与舒张的分割点）和重搏波点（二尖瓣关闭，主动脉内的血液在主动脉收缩时形成的波形）组成。随着动脉弹性功能下降，反射点逐渐向第一峰值点靠拢，因此，代表反射点向第一峰值点靠拢情况的AI可以反映主动脉的弹性状况。然而，由于AI受心率和波反射距离影响较大，AI评价动脉粥样硬化的稳定性和重复性较差。而重搏波点是在二尖瓣关闭时，主动脉内的血液在主动收缩时与主动脉壁碰撞产生的波形，其幅值越大表示主动脉弹性越好，反之弹性越差，因此代表重搏波点的DAI也可以评价主动脉的弹性状况。此外，动脉血管具有弹性贮器作用和顺应性，可以维持动脉持续的血流和缓冲动脉血压的波动，通常动脉管壁的顺应性越好，脉搏波的传播速度就越慢，动脉管壁的僵硬度增加则会导致脉搏波的传播速度加快。基于该原理，通过压力、光电等脉搏波检测方法计算PWV可以较为直观地判断血液在血管中的流畅程度，PWV值越高，表示动脉弹性越差。颈-股脉搏波传导速度（cfPWV）是无创评价动脉硬化的"金标准"，但其操作复杂而且波动性大，不适合大规模人群的早期动脉粥样硬化筛查。踝-臂脉搏波传导速度（baPWV）是近年来新兴的动脉粥样硬化评价指标，研究表明，baPWV与cfPWV一致性较高，由于它具有较高的准确性和可重复性，且操作简单、无创、无辐射、价格便宜，因此在临床得到了广泛应用。

2. 心血管疾病风险评估

近年来，伴随人口老龄化和城镇化建设的发展，以及营养摄取过量、吸烟嗜酒等不健康生活方式的泛滥，我国居民心血管疾病危险因素的流行趋势明显，心血管疾病的患病率逐渐上升。《中国心血管病报告2017》显示，由心血管疾病导致的死亡是我国城乡居民死亡的首要原因，2015年城市、农村因心血管疾病死亡的人数占全部死亡人数的比例分别为42.61%和45.01%，死亡人数已经由1990年的256万迅速上升到2013年的372万。据统计，近35年我国心血管疾病患者出院人次的年均增速为9.96%，其住院费用快速增加，2015年我国心脑血管疾病的住院总费用高达910亿元，给国家带来了沉重的经济负担。心血管疾病严重威胁我国居民的健康，已成为我国最重要的公共卫生问题之一。针对全人群和高危个体开展的心血管疾病危险因素防控是最有效的心血管病预防策略，但心血管疾病是多种危险因素协同作用的结果，这些危险因素的交互作用可能使心血管疾病风险成倍增加，因此，心血管疾病风险不仅取决于某一危险因素的水平，还取决于同时存在的危险因素的数目。在心血管疾病防控工作中，应综合评估个体的心血管疾病风险，并把降低总体心血管疾病风险作为心血管疾病的防治目标。总体风险评估和危险分层也是心血管疾病一级预防的重要前提。通过总体风险评估筛查出心血管疾病高危人群并进行早期干预，对于降低心血管疾病的发病率具有重要作用。总体风险评估有助于临床医生针对多种危险因素制订个性化治疗策略，根据不同危险级别的分层，确定控制目标和干预力度，可最大限度地降低高危患者的心血管疾病总体风险。半个多世纪以来，许多国家都开展了心血管疾病危险因素的相关研究，并先后提出了多种心血管疾病风险评估方法。弗雷明汉心脏研究于1967年首次开发了冠状动脉粥样硬化性心脏病（冠心病）发病预测模型。从此以后，针对不同人群的心血管疾病风险评估工具相继出现。目前，国际上广为人知的有弗雷明汉风险评分模型、欧洲的SCORE模型、英国的QRISK模型等。但这些风险评估工具多是基于欧美国家白人队列开发，其心血管疾病谱、危险因素、流行情况及医疗资源等指标与我国存在差异，因此这些工具往往不适用于中国人群。一项中国多省区市的队列研究表明，弗雷明汉风险评分函数会高估中国人的冠心病风险。另外，弗雷明汉风险评分模型中需要检测高密度脂蛋白胆固醇（HDL-C），但HDL-C在我国大多数基层医疗机构中并不是常规检测项目，因此无法确保检测结果的准确性。20世纪80年代至90年代，我国学者在中国各省区市共6万自然人群中开展了为期近20年的心血管疾病的发病、死亡和危险因素的前瞻性队列研究。我国"十五"科技攻关计划课题"冠心病、脑卒中综合危险度评估及干预方案的研究"根据两项大型队列研究的结果建立了基于中国人群的心血管疾病风险评估工具——缺血性心血管疾病风险评估（ICVD）模型。相比于弗雷明汉风险评分模型，ICVD模型中未纳入HDL-C，而是加入了身体质量指数（BMI），更易于在基层推广应用。《中国心血管病预防指南（2017）》也推出了半定量的动脉粥样硬化性心血管疾病（ASCVD）发病风险评估流程图，按照危险因素的不同组合将ASCVD的10年发病平均危险率按＜5%、5%～9%和≥10%分别定义为低危、中危和高危。根据心血管疾病的危险分层，可有效划分心血管疾病的等级，对不同风险等级的患者采取不同的防治策略，一方面可以节约医疗资源，另一方面可以提高心血管疾病的防治效果。表2-1汇总了国内外不同心血管疾病风险评估模型的相关信息。

表2-1 国内外心血管疾病风险评估模型汇总

评估模型	指标	终点	研究人群	验证人群	ROC值	局限性
弗雷明汉风险评分模型	年龄、性别、吸烟、TC和HDL-C	冠心病（心绞痛、心肌梗死和猝死）	30~62岁的美国白人男性和女性	欧洲裔美国人	0.774（女），0.760（男）	高估风险
FRS-CVD模型	年龄、性别、吸烟、降压治疗、TC和HDL-C	冠心病、卒中、心衰、周围血管病	30~74岁的美国白人男性和女性	弗雷明汉后代	0.793（女），0.763（男）	主要针对白人
SCORE模型	年龄、性别、吸烟、TC或TC/HDL-C、高危或低危地区	致死性心血管事件	45~64岁的欧洲男性和女性	欧洲人	0.710~0.840	无非致死性心血管事件，危险因素由单次测量而非通常水平决定
ASSIGN模型	年龄、性别、SBP、TC、HDL-C、家族史、社会剥夺	心血管死亡、冠心病入院、PTCA或CABG	30~74岁的苏格兰男性和女性	苏格兰人	0.784（女），0.764（男）	比弗雷明汉风险评分略好，但仍然高估风险
Reynolds风险模型	年龄、SBP、吸烟、TC、HDL-C、Hs-CRP、家族史、糖尿病患者加HbAlc	心肌梗死、卒中、冠状动脉血运重建、心血管死亡	45岁以上的美国女性	美国女性	0.808	主要针对白人，全为女性，社会经济状态相对单一，血压、体重和家族史资料来自研究对象的自我报告
QRISK模型	年龄、SBP、吸烟、TC、HDL-C、Hs-CRP、家族史、糖尿病患者加HbAlc	心肌梗死、冠心病、卒中和TIA	35~74岁的英国男性和女性	英国人	0.788（女），0.767（男）	"主场优势"，用同一人群验证
Reynolds男性模型	年龄、性别、SBP、吸烟、TC、HDL-C、Hs-CRP、糖尿病患者加HbAlc	心肌梗死、卒中、冠状动脉血运重建、心血管死亡	50~80岁的美国男性	美国男性	0.700~0.714	主要针对中年白人，社会经济情况及就医途径相对单一，家族史资料来自研究对象的自我报告
ICVD模型	年龄、BMI、吸烟、SBP、TC、糖尿病	冠心病、缺血性卒中	35~59岁的中国男性和女性	中国人	0.791（女），0.796（男）	研究人群年龄相对较低，主要适用于中国内地（大陆）人群，对基线无心血管疾病者更为适用，可能低估缺血性心血管疾病的风险

3. 心血管疾病的干预

动脉粥样硬化引起的心血管疾病是当今人类健康的头号杀手，也是全球范围内致残率和致死率最高的一类疾病。各国日益认识到，必须采取行动加强早期预防和控制，以有效阻止心血管疾病的发生和发展。令人欣慰的是，半个多世纪以来，国内外心血管疾病的防控研究取得了长足进展，针对心血管疾病各类风险因素的深入了解和对策研究，以及以此为基础发展起来的一系列干预理论和实践措施，正在逐步使大部分由心血管病变引发的疾病得到预防和控制成为可能。早期研究认为年龄、性别和遗传等危险因素是不可改变的，但其他危险因素（如不良膳食习惯、较低体力活动水平、吸烟与过量饮酒等日常行为因素，血脂异常、血压异常、体重超标、糖尿病等生物因素，以及环境恶化、工作与生活压力等社会因素）都是可以改变的。因此，最初的心血管疾病干预管理主要针对这些可改变的危险因素展开。美国弗雷明汉心脏研究中心于20世纪60年代最早开展了基于社区的大型前瞻性心血管疾病人群队列研究，提出了经典的弗雷明汉风险评分模型，以年龄、血清总胆固醇（TC）、HDL-C、收缩压（SBP）和吸烟习惯作为五项核心评估指标，用于计算和预测处于不同危险因素水平的对象在未来10年发生冠心病的概率。年龄是最重要的心血管疾病危险因素之一，但相同年龄的不同个体发生心血管疾病的风险千差万别。McClelland等对多种族动脉粥样硬化研究（MESA）的冠状动脉钙化评分按照危险等价方法进行血管年龄计算，结果显示血管年龄可以提高弗雷明汉风险评分模型对未来事件的预测能力，曲线下面积（AUC）由0.75提高至0.79。基于上述调查，美国从政府卫生政策层面推动了全国性的心血管疾病干预行动，针对心脏病、卒中及慢性心血管疾病患者，积极利用政府和社会公共资源开展社区疾病干预，启动一系列疾病预防项目，实行免费的疾病知识宣教，加强危险因素控制措施，着力使患者降低胆固醇摄入、管控血压和减少吸烟等。经过几十年的努力，美国全人群的胆固醇含量下降了0.34毫摩/升，收缩压水平下降了5.1毫米汞柱（1毫米汞柱≈133帕），吸烟比例下降了11.7%，与之相对应的是2000年美国冠心病死亡率与20世纪60年代相比下降了50%。

1972年，芬兰政府在北卡累利阿地区启动了大型心血管疾病综合预防项目——"北卡累利阿项目"，其核心特征有两点，即坚持以社区为基础和坚持一级预防原则。该项目在世界上首创了依托社区开展心血管疾病综合干预的模式，主要包括胆固醇控制、高血压控制、烟草使用、校园健康、工作环境健康以及果蔬膳食等一系列社区干预项目，旨在通过改变不健康的日常行为方式，实现对心血管疾病危险因素的有效管控，进而实现心血管疾病防控的目标。"北卡累利阿项目"构建的以社区为基础的非传染性慢性疾

病综合干预策略取得了巨大成功。在该项目实施的第一个
5年后，北卡累利阿地区的冠心病死亡率就出现了显著下
降。受此激励，芬兰政府启动了全国范围内的北卡累利阿地
区经验推广行动，截至2006年年底，统计数据表明芬兰的全
人群心血管疾病死亡率下降幅度超过80%。"北卡累利阿项
目"在1997年宣告结束，但芬兰国内相关的心血管疾病社区
干预活动仍在持续，且该项目的影响力不断扩大，成为世界
卫生组织（WHO）在非传染性慢性疾病防控方面重点推荐的
成功典范。继弗雷明汉风险评分模型和"北卡累利阿项目"
之后，欧洲心脏病学会（ESC）主持发布了多个欧洲心血管
疾病预防指南和临床实践指南，更加侧重在广泛人群水平开
展心血管疾病风险评估及危险因素干预。上述指南倡导分层
次的疾病预防策略：针对整体人群，其疾病预防从促进健康
生活方式出发；针对个体，如中高危风险人群或患病人群，
其疾病防控可通过改变不良生活方式及控制危险因素等措施
实现。WHO高度关注全球范围内尤其是发展中国家的心血管
疾病等非传染性慢性疾病的发展和防控，先后牵头发布了多
项针对性的规划、指南和全球行动计划，主张通过在全球范
围内开展跨国际组织和国家部门的协同合作以构建全球非传
染性慢性疾病监测框架，提倡管理生活方式（如低钠饮食、
营养膳食干预、戒烟限酒等）、增加体力活动（"运动是良
医"）、创建健康环境（如无烟运动等）及推动全民健康覆

盖等措施，以有效阻遏心血管疾病等常见非传染性疾病的危险因素的产生或发展。

我国在1959年开展了第一次全国性高血压普查，结果显示全国高血压患病率约为5.11%，而北京首钢样本人群的高血压患病率达到11.7%，比全国平均统计数值高出一倍有余。针对这一情况，自1969年起，中国医学科学院阜外医院专家团队联合首钢医院基层医务人员在首钢开展了历时3年的高血压筛查，并于1972年联合成立了首钢医院心血管疾病防治组，建立了由地段和厂矿保健站、心血管疾病专家组和心脑血管疾病病房组成的高血压三级防治网，对不同的高血压患者进行分级管理，采取规范用药管理、调整饮食习惯与加强预防高血压知识宣传等手段，并依托首钢医院和车间保健站等基层卫生机构对高血压患者实施终身管理和随访制度。相关工作持续了30年，创立了举世瞩目的高血压管控范本——"首钢模式"，实现了首钢工人高血压发病率从高出全国平均水平一倍多到与全国平均水平持平再到低于全国平均水平的巨大转变，同时积累了丰富的高血压队列人群跟踪随访数据和心血管疾病防控实践经验。"首钢模式"的成功经验先后被推广到多个厂矿企业和冶金系统，衍生出"开滦模式""汉中社区"等一系列典型的高血压防治成功案例。"首钢模式"开创的高血压分级管理、危险因素分析与干预模式，以及发动基层医疗机构积极开展慢性心血管疾病防治等有益探索，也为后来我国制定相关政策和开展全国范围的全人群心血管疾病防治指明了值得借鉴的方向和路径。中国是心血管疾病的高发区域，尤其是近年来，由于人口老龄化、社会经济结构快速转型及传统膳食结构改变等客观原因，我国心血管疾病的患病率及致死率、致残率处于一个快速上升期，高血压、吸烟、血脂异常、糖尿病、超重与肥胖、体力活动不足及不合理膳食是心血管疾病排在前几位的危险因素。尽管从趋势分析，我国心血管疾病防治工作取得了初步成效，但就整体而言，心血管疾病防控发展不均衡的痼疾依然存在。大城市大型医院优势医疗资源集中，基层医疗服务能力弱，防控网络形同虚设，使得曾经辉煌的高血压防控"首钢模式"等成功经验陷入无法复制推广的尴尬境地。为打破大型医院人满为患、基层卫生服务机构门可罗雀的僵局，厦门市自2012年起率先尝试开展分级诊疗改革，对现有医疗卫生资源进行优化配置与合理利用，从大型医院"舍得放、放得下"、基层医院"愿意接、接得住"及群众"乐意去、留得住"三大层面入手，采取"慢病先行、两病起步"的策略，创立大型医院专科医师、基层全科医师与健康管理师"三师共管"的工作模式。"三师"各司其职：大型医院专科医师负责明确诊疗方案和指导基层全科医师，基层全科医师负责落实诊疗方案、跟踪日常病情和协调双向转诊，健康管理师负责患者和居民的健康宣教和日常行为方式干预，共同为居民健康服务。经过数年的探索实践，该工作模式已经取得初步进展。据搜狐网2018年9月21日文章《厦门："三师共管"保障居民健康》报道：截至2017年年底，厦门市签约家庭医生服务80.41万人次，户籍人口签约覆盖率为36.33%，65岁以上老人的签约覆盖率达到73.09%，签约市民在社区卫生机构就诊率提升至69.27%。厦门"三师共管"工作模式已经成为我国医疗改革的典型经验之一，正在面向全国推广。

进入21世纪，人类基因组学研究、检测技术和大数据分析技术飞速发展，打破了心血管疾病危险因素中遗传因素难以评估和早期预警的固有认识。利用全基因组与外显子组关联性研究及基因组测序技术，国内外研究团队在高血压、血脂异常、冠心病及卒中的遗传特征谱解析方面取得了一系列重大进展，并初步将其应用于相关疾病的精准治疗和个性化防治中。环境因素和多种危险因素叠加对心血管疾病的影响机制研究也取得了长足进步，为后续心血管疾病防控环节提升早期筛查的准确率和个性化干预方案的精准度提供了有力的理论依据和技术支撑。人工智能、可穿戴技术及云计算技术在心血管疾病防控和干预领域亦有较好的应用。解放军总医院健康管理研究院与中国科学院合肥智能机械研究所联合开展了非传染性慢性疾病运动康复服务技术研发项目，在肥胖易感基因测评、医学营养干预、精准运动干预、智能化跟踪干预与效果测评等方面实现了关键性的技术突破，构建了肥胖个性化非药物干预技术体系，并创立了国内首个非传染性慢性疾病运动康复门诊，提供减重、非传染性慢性疾病运动治疗、物理减脂等非传染性慢性疾病特色诊疗与康复服务，以科学的结构化运动处方干预替代传统的减少进食或超量运动，促进患者或训练者的基础代谢率逐步提升，实现对心血管疾病高危人群体重的精准管控。目前，该项研究工作仍在持续开展中。

纵观半个多世纪以来国内外心血管疾病的防治研究和干预实践，不难发现以下发展轨迹和趋势：①政府基本公共卫生政策或国际组织行动规划/指南对民众的引导和动员产生了重大的影响，但其重要性在民众健康意识树立后逐渐减弱；②对于包括心血管疾病在内的非传染性慢性疾病，国内外所采取的适当基本防控策略趋同，均强调关口前移、重心下沉，基层社区在防控和干预体系中承载越来越多的功能和责任；③随着大量新技术的运用和相关检测技术的发展，心血管疾病危险因素的早期筛查率有望显著提高，各独立因素间的关联作用机制以及多因素叠加对心血管疾病风险的影响机制将日益清晰，与之相对应的心血管疾病防控和干预手段将更加丰富和精准；④随着当代信息技术的跨越式发展和穿戴式技术设备的普及，基于"互联网+"健康管理服务技术体系的日常生活方式综合管理与个性化运动干预将成为未来心血管疾病防控的最优选干预手段。

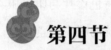

第四节

动脉粥样硬化的中医观

　　中医学并没有关于动脉粥样硬化的病名，历代医家根据临床表现的不同，将由其所致疾病归属为"中风""眩晕""胸痹""脉痹""心悸""痰浊"等病证范畴。目前中医学对其病机的认识也不统一，包括脾虚湿盛、肝肾阴虚、虚瘀痰毒等。随着对疾病认识的深入，我们认为动脉粥样硬化的基本病因当以脾虚肝郁为本，以痰浊、瘀血、毒邪（热毒）等浊邪为标。其病机有饮食不节，嗜食肥甘，损伤脾气，脾失健运，聚而成湿，酿湿成痰，湿雍木郁，肝失疏泄，气滞血瘀，血瘀日久，瘀毒互结，终至脉管受损，痹阻心脉，乃至气绝。《黄帝内经》中有相关病因病机的众多记载，如《素问·通评虚实论》曰："凡治消瘅仆击，偏枯痿厥，气满发逆，肥贵人，则高粱之疾也。"《灵枢·卫气失常》曰："膏者多气，多气者热，热者耐寒。"《灵枢·痈疽》曰："营卫稽留于经脉之中，则血泣而不行，不行则卫气从之而不通，壅遏而不得行，故热。"《医学心悟·类中风》也云："凡人嗜食肥甘，或醇酒乳酪，则湿从内受……湿生痰，痰生热，热生风，故卒然昏倒无知也。"《血证论》亦有云："须知痰水之壅，由瘀血使然，但去瘀血，则痰水自消。"

1. 痰、瘀、毒为动脉粥样硬化的主要致病因素

现代流行病学研究表明，动脉粥样硬化是中风、冠心病、心肌梗死等诸多心脑血管疾病的主要病理基础，高脂血症是形成动脉粥样硬化的关键危险因素之一。近年来，痰浊、血瘀、毒邪理论在中医学界开始受到许多学者的重视，中医学界普遍认为动脉粥样硬化病理变化的突出表现为本虚标实，虚实夹杂，以邪实为主要特点。痰浊、瘀血、毒邪互阻于血脉为发病之标，脏腑功能失调为发病之本，可累及心、肝、脾、肾多个脏腑，本虚标实相互影响，致使病变迁延难愈，病情不断发展。

（1）痰浊

痰是体内水液代谢障碍使水液停留聚结而形成的一种质地稠浊而黏的病理产物。中医学所论之痰有狭义、广义之分。狭义的痰指肺脏中有形可见的痰。广义的痰泛指水谷精微代谢障碍停聚在脏腑、组织、经络之中，无处不到，无物可征，无形可见，能引起某些特殊病证的致病因素。痰与脏腑关系极为密切，五脏皆可生痰，而任何一脏的功能失调，

均可影响他脏，从而加重病情。脏腑功能失调可以产生痰，痰浊既生又会影响相应的脏腑，加重脏腑的功能失调。痰之为病，多属本虚标实。本虚在于五脏六腑功能失调，多责之于肺、脾、肾三脏功能失调；标实在于痰邪阻滞，实证为多。痰因病而生，病由痰所致，痰浊既是病理产物，又为致病因素。痰具有逐渐蓄积、流动不测、黏滞胶着、秽浊腐败、凝结积聚、致病怪异等特性，体内痰浊积聚超过一定程度而机体不能清除时，则会"阻滞气机""壅塞血脉"，从而引发临床表现复杂而怪异的"痰病"。中医认为，痰浊内生是动脉粥样硬化发生发展的主要致病因素；现代医学认为，动脉粥样硬化与脂代谢失常密切相关，其本质就是脂质从血浆侵入动脉壁的反应。而大量实验研究和临床观察表明，脂代谢紊乱是产生中医谓之"痰浊"的重要生化物质基础。现代研究已证实，痰证的血液循环基础就是血液流变性的显著异常，表现为血液的浓稠性、黏滞性、聚集性和凝固性增高。通过对现代文献进行分析和研究，我们总结出动脉粥样硬化的中医证候要素的特征，结果发现，动脉粥样硬化的中医证候要素以血瘀和痰浊为主，痰浊文献的出现频率为62.92%，仅次于血瘀文献的74.13%，说明痰浊是贯穿动脉粥样硬化发生发展的主要病理因素之一。

（2）瘀血

痰由津凝，瘀为血滞。血瘀是指血液循行迟缓和不流畅的病理状态。或因气滞，血行受阻；或因气虚，血行迟缓；或因痰浊阻于脉络；或因寒邪入血，血寒而凝；或因邪热入血，煎熬血液；等等。《临证指南医案》云："络主血，久病血瘀。"《素问·痹论》云："病久入深，荣卫之行涩，经络时疏，故不通。"两者均指出久病血行不畅，阻滞络脉，可导致血液瘀积于络脉。血瘀的主要病理产物是瘀血，它形成之后，又会阻于络脉，成为血瘀产生的原因之一。现代医学研究发现，各种致病因子所造成的全身或局部组织器官的缺血、缺氧、血液循环障碍，以及血液流变性和黏滞性异常导致的各组织器官水肿、炎症渗出、血栓形成、组织变性、结缔组织增生等一系列病理变化，都可以概括在血瘀证的病理实质中。瘀血阻络是动脉粥样硬化炎症病变产生的因素，血液黏稠度增高和血小板凝集是瘀血形成的两个主要表现形式。一方面，血液黏稠度增高可以损伤血管内皮，血管内皮受损会激活血小板，促进血小板凝集；另一方面，血小板释放的纤维蛋白原能够诱导血液中的红细胞聚集，降低血液的流动性，升高血液黏稠度。二者相互促进，不断加剧动脉粥样硬化的炎症病变。从痰瘀形成的生理基础、病理演变机制来探讨两者的关系，中医学认为痰瘀有着共同的来源，即"津血同源"，二者在致病过程中互为因果，即"痰瘀同病"。主张在临床治疗中应"痰瘀同治"，痰消有利于瘀祛，瘀祛有利于痰消，利用两者的相互作用可以更好地提高临床疗效。

（3）毒邪

毒是指对机体生理功能有不利影响的物质。《金匮要略心典》言："毒者，邪气蕴蓄不解之谓。"根据来源，毒邪可分为内生之毒与外入之毒。与动脉粥样硬化的发生紧密相关的是内生之毒。内生毒邪多因脏腑功能失调，气血运行紊乱，导致机体生理或病理代谢产物不能及时排出，蕴积体内，以致邪气亢盛，败坏形体而化生。毒邪侵淫人体，导致脏腑、气血、经络的损害及失调，阴或阳偏盛或偏衰，正所谓"无邪不有毒，热从毒化，变从毒起，瘀从毒结"。有学者提出，现代医学的毒性氧自由基、凝血-纤溶产物、微小血栓、血脂、炎性介质和血管活性物质的过度释放均可看成中医的毒邪，可直接影响疾病的病理变化、预后和转归。还有学者认为，毒邪最易腐筋伤脉，似与动脉粥样硬化斑块溃烂、炎症细胞浸润、出血等一系列病理改变相关联，推测炎症反应与中医学"毒""瘀"致病有相似之处，因此毒邪为动脉粥样硬化的致病因素之一。

2. 脾失健运为动脉粥样硬化的基本病机

脂质浸润学说认为，高血脂是导致动脉粥样硬化的一个独立的重要危险因素，而高脂、高胆固醇食物的过量摄入与高血脂的发生有着直接的因果关系，这与《素问·通评虚实论》指出的"肥贵人"乃"高粱之疾"之病机一致。根据现代医学对脂代谢及其功能的描述，结合中医理论和实践，可知"膏脂"与西医之血脂相类。膏脂由水谷所化生，注之于脉而成，随津液流行而敷布，注骨、益髓、泽肤、填充体腔而发挥正常的生理效应。清代张志聪在《黄帝内经灵枢集注》中对膏脂有过详尽的论述："中焦之气，蒸津液，化其精微……溢于外则皮肉膏肥，余于内则膏肓丰满。"膏脂属营血津液，为五脏六腑及四肢百骸提供能量，起营养濡润的作用，它虽为人体营养物质，但输布过多则会形成"高粱之疾"。嗜食肥甘膏粱厚味，伤及脾胃，脾运失健，运化不及，聚而成湿，湿聚成痰，滞留血中，素体脾胃虚弱者更甚，故凡摄入膏脂过多，膏脂转输、利用、排泄失常，即成痰浊，使血脂升高，脉行不畅。中医学将高血脂归入"痰湿"范畴，认为痰的来源有外源性和内源性两个方面。外源性痰的产生多因饮食不节，嗜食肥甘厚味，这是血脂升高的主要原因；生活方式不当，也是重要原因，如中年以后好坐好静，活动少消耗少，过多膏脂输布、转化不及，滞留血中，即成痰浊。内源性痰的产生多责之脾胃。脾主运化，主升清，为后天之本、气血生化之源。《素问·经脉别论》曰："饮入于胃，游溢精气，上输于脾。脾气散精，上归于肺，通调水道，下输膀胱。水精四布，五经并行，合于四时五脏阴阳，揆度以为常也。"这说明水谷精微的运化输布依赖于脾，也包括血中膏脂的生成与转输。因此，脾气充足，则运化输布功能正常，水津四布，膏脂可入内、溢外，发挥濡养的作用。素体脾气不足，脾气亏虚，脾阳不足，以及湿阻中焦，均可导致脾失健运，水津不布，精化为浊，导致膏脂运化输布障碍，湿浊内生，输于血脉，成为"浊脂"，"浊脂"增加则聚而成痰。正如张景岳所说："使果脾强胃健如少壮者流，则随食随化，皆成血气，焉得留而为痰？唯其不能尽化而十留一二则一二为痰矣，十留三四则三四为痰矣。"《医宗必读》云："惟脾土虚湿，清者难升，浊者难降，留中滞膈，瘀而成痰。故治痰先补脾，脾复健运之常，而痰自化矣。"素体脾虚失运可化生痰浊，痰浊一旦形成，亦可为有形之病邪，阻碍脾胃的运化功能，使脾虚更甚，加重脂浊生成，又能直接浸淫血脉，形成脾虚与痰浊互为因果的恶性循环，导致痰浊脂质不断凝聚，使血脂增高。西医学中的血脂是血浆中胆固醇、甘油三酯和类脂（如磷脂等）的总称，与临床密切相关的血脂主要是胆固醇。高血脂泛指血浆中乳糜微粒（CM）、VLDL、LDL浓度的增高。高脂血症本身并没有明显的临床表现，但是血脂长期增高会损害心血管系统，导致冠心病及其他动脉粥样硬化性疾病。研究显示，除HDL外，其他脂蛋白所携带的胆固醇都能增加动脉粥样硬化的风险，LDL是公认的导致动脉粥样硬化的主要脂蛋白分子。与中医学认识相类，西医学也认为血脂主要来源于两个途径，分别是肝脏自身合成和饮食摄入。引起高脂血症的原因主要包括内源性（遗传）和外源性（环境）两方面。典型的遗传性因素表现为家族性高胆固醇血症，环境因素主要是指高脂高胆固醇饮食摄入、缺少运动、肥胖、年龄和糖尿病等，其中高脂高胆固醇饮食摄入是高脂血症的一个重要且可控的危险因素，人体中50%以上的胆固醇是通过小肠吸收的。研究显示，高脂高胆固醇饮食者血中LDL水平明显增高，且发生心血管疾病的风险也显著高于普通饮食组。因此，研究者得出结论：改变饮食方式可使血脂水平下降10%～15%。

3. 湿壅木郁为动脉粥样硬化的重要因素

痰湿的产生，病位在脾，所谓脾为生痰之源，然而它与肝也有着密切的关系，因"木之性主于疏泄，食气入胃，全赖肝木之气以疏泄之，而水谷乃化"（《血证论·脏腑病机论》）。脾属土，肝属木，土壅木郁，脾病及肝。肝本主疏泄，调畅气机，促进脾胃的运化，血液、津液和膏脂的输布代谢都有赖于肝木条达。《素问·宝命全形论》曰"土得木而达"，若肝气冲和条达，肝主疏泄功能正常，不仅可使脾胃升降有序，运化有度，脂质精微化生有节，还可保障胆汁分泌和排泄正常，使精微得以上输，浊阴得以下降，脂质精微代谢输布恢复正常，从而避免高脂血症的发生。正如《血证论·脏腑病机论》中所言："肝主藏血……至其所以能藏之故，则以肝属木，木气冲和条达，不致遏郁，则血脉得畅。"若患者脾失健运，痰湿壅滞，肝失条达，胆汁不利，进一步加重"浊脂"难化，凝滞脉中，久则引发痰瘀互结，痹阻心脉。肝脏作为脂质代谢的中心，在内源性和外源性脂质代谢中均发挥着重要作用。一方面，肝细胞合成的甘油三酯和磷脂、胆固醇、载脂蛋白一起形成VLDL，分泌入血，提高血浆的脂质水平。另一方面，肝细胞表面表达多种脂蛋白受体（如CD36），LDLR和SR-BI等可摄入脂蛋白，以胆固醇为原料，经多个步骤将胆固醇转化为胆汁酸排出体外，这是肝脏清除胆固醇的主要方式。当血脂水平超过肝脏代谢能力或肝功能受损时，大量脂质留存于血液中，导致血脂增高，因此，肝脏的功能及脂代谢水平决定了人体的血脂水平。总之，痰湿（高脂血症）形成的外因是嗜食肥甘厚味，内因主要责于脾虚肝郁。肝、脾互相关联，脾主运化，亦主升清，有助于肝的疏泄升发，而肝主疏泄，气机调畅又有助于脾的运化和升清。肝脾调和，水谷精微的运化、输布正常，则痰湿无以生，病安从来？肝脾失调，则运化失司，聚而成湿，痰湿浸渍血脉而生变端。

4. 痰瘀互结为动脉粥样硬化的关键环节

脾虚肝郁，水谷运化不利，痰湿凝结，日久成瘀，瘀血生痰，而痰瘀互结是高脂血症和动脉粥样硬化发病的关键环节。血瘀指血在脉中不能"如水之流"而发生瘀滞的状态。"血行失度"或"血脉不通"皆是产生血瘀的根本原因。膏脂输布运化障碍，湿浊内生，输于血脉而成"浊脂"，"浊脂"聚而成痰，随着病程日久，湿热痰火蕴蒸合化，阻于经脉，影响气机升降，使气血运行失畅，瘀血内生，故有"因湿致瘀"之说。如《医学正传》所说："津液稠黏，为痰为饮，积久渗入脉中，血为之浊。"或因毒邪内侵，滞留体内，凝聚而成痰，熏蒸血液，血凝成瘀，气血痰瘀热毒等邪留滞于脉络，与脉络相搏，结聚成块，聚而不散，不化不行，有所阻隔，是为积聚。"因湿致瘀"历来为中医学界的共识，但心脉瘀阻，瘀血生痰，在临床中也屡见不鲜。历代医家证实，瘀血内阻可影响津液输布，而出现津凝为痰之患。痰瘀互结学说肇始于《黄帝内经》，该书在生理上阐明了津血同源的关系，如《灵枢·痈疽》云："津液和调，变化而赤为血。"因痰来于津，瘀本乎血，而津血同源，故痰瘀可互生，相兼为病。曹仁伯在《继志堂医案·痹气门》中提出："胸痛彻背，是名胸痹……此病不唯痰浊，且有瘀血交阻膈间。"唐容川在《血证论》中则明确指出"痰亦可化为瘀"，"瘀血既久，亦能化为痰水"，"须知痰水之壅，由瘀血使然，但去瘀血，则痰水自消"。痰浊和瘀血属人体津血代谢失常的病理产物，二者均为阴邪，直接阻碍了津液、膏脂的运化与输布。津液停聚而生痰湿，痰湿阻塞脉道，气机受阻，血行不畅而成瘀；血瘀可致液聚成痰，痰聚益助血瘀。血瘀与痰浊，二者同为致病因素，又可互为因果，互相胶结而导致痰瘀互结，痰瘀互结更易阻碍津血的运行输布而加速痰浊及瘀血的产生。此外，肝失疏泄，气郁日久，则会进一步加重痰瘀互结。痰瘀互结证可类比为现代医学中血液的黏稠状态、血栓形成、斑块形成等。临床试验已证实高脂血症往往伴有血液流变学的改变，具有"浓、黏、聚、凝"等特点。血脂水平过高会增加血液的自身黏度，增高的血脂还会抑制纤维蛋白溶解，使血液更加黏稠。血液黏度增加也会增强血脂对血管壁的浸润能力。研究发现，约70%的心脑血管病患者血液流变学指标会出现明显异常，某些高血压患者出现血液流变学指标异常后，往往不久即发生中风，因此，血液黏度可被用来作为心脑血管疾病发生的报警信号。研究还发现，随着病情的好转，患者的血液流变学各项指标也逐渐好转，说明由血脂增高所导致的血液黏度变化可能是动脉粥样硬化病变的关键环节。目前，动脉粥样硬化痰瘀互结证的病机特点在中医界学者中已有共识，其病理表现为高脂血症、高凝状态、细胞黏附、微循环障碍等。高脂血症是痰浊的生化物质基础，故有脂必多痰。由膏脂所化生的痰浊，必致血液黏稠性增高，血浆流动性降低、聚集性增高，最终痰瘀互结，痹阻心脉。

5. 毒痹心脉为病理核心

临床上用活血化瘀法治疗冠心病虽然可以取得一定疗效，但仍不能阻止心脑血管急性事件的发生。随着动脉粥样硬化炎症学说的兴起，炎症反应被认为在动脉粥样硬化的发生、发展及斑块不稳定过程中发挥了重要作用，这与中医毒痹心脉的认识不谋而合。以陈可冀院士为代表的中医或中西医结合专家根据动脉粥样硬化病变的瘀毒致病特点提出"毒瘀致易损斑块"的观点，认为"瘀毒"是产生不稳定斑块的重要病机。中医认为痰、瘀郁结日久，都可化生为毒，毒既是病理产物，又是致病因素。《金匮要略心典》载："毒者，邪气蕴蓄不解之谓。"王永炎院士提出，脏腑功能和气血运行失常使体内的病理或生理产物不能及时排出，蕴积过多，可致邪气亢盛，败坏形体而转化为毒。其发生机制多是瘀血蕴阻日久，缠绵难愈，酿热化毒，或热毒直中血分，煎熬血液而致瘀毒互结。瘀血与毒邪滞留于脉中，瘀可化毒，毒可致瘀，两者互为因果，瘀毒胶结难解，使病邪深伏，病势缠绵，同时又可加重对正气的损伤，最终造成热毒壅滞，心脉瘀阻。正如当代著名中医学家任继学教授所说："瘀血既成，热毒内生，瘀塞更甚。"瘀毒内蕴达到一定程度即生变端，此时一旦外因引动，蕴毒骤发，蚀肌伤肉、毒瘀搏结、痹阻心脉即是最终病理环节，即所谓"变从毒起，瘀从毒结"。瘀毒初起在血在脉，久则入络。痰瘀毒互结，痹阻心脉而发为胸痹，损伤脑络而发为中风。因此，毒痹心脉是动脉粥样硬化引发心脑血管急性事件的病理核心。从中医"毒"的概念中，我们不难发现，在动脉粥样硬化的过程中，炎症反应所致的血管内皮损伤、内膜增厚、血管狭窄、组织坏死、炎症介质释放及易损斑块破裂等均与中医毒邪学说密切相关。动脉粥样硬化是一种慢性炎症性疾病，2008年JUPITER试验证实了降脂治疗可有效缓解患者的炎症反应，同时试验结果也显示，用洛伐他汀降脂可减少44%的主要冠状动脉事件和20%的其他原因所致死亡的发生率。这说明脂质代谢紊乱对炎症的影响在动脉粥样硬化中的作用也是至关重要的。患有高脂血症时，患者血液黏度增加，血流速度缓慢致使局部抗氧化剂浓度降低，导致脂质氧化，氧化状态的VLDL、LDL均是炎症因子NF-κB的强大激活剂。血流缓慢也致使脂质易侵入内膜。进入内膜下的OX-LDL能诱导内皮细胞产生黏附因子，如ICAM-1、VCAM-1和E-选择素等，使循环中的单核细胞和T细胞等聚集到损伤部位。内膜下的OX-LDL同时也能促使血管平滑肌细胞迁移至内膜下并大量增殖，使血管壁增厚。单核/巨噬细胞和血管平滑肌细胞在内膜下大量吞噬脂质，发生泡沫化，这些泡沫细胞坏死崩解后在内膜下形成粥样斑块，从而导致血管狭窄。细胞坏死后，大量细胞因子的释放可趋化更多炎症细胞，进一步损伤组织，严重时可引起斑块破裂并形成血栓，将血管完全阻塞，阻塞冠状动脉血管可导致心肌梗死，阻塞脑血管则可导致中风。

6. 动脉粥样硬化的中医治疗进展

动脉粥样硬化的中医病因病机很复杂，以脾虚肝郁为本，以痰湿、血瘀、热毒等浊邪为标，饮食不当是促成动脉粥样硬化痰浊的重要外因，脾虚失运是形成动脉粥样硬化痰浊的主要内因，湿壅木郁为重要因素，痰瘀互结为关键环节，毒痹心脉为病理核心。由此，"益气健脾""疏肝理气""化痰泄浊""活血化瘀""清热解毒"可作为动脉粥样硬化的主要治则。动脉粥样硬化的西医病理机制同样复杂，在理论上分别提出了脂质浸润学说、血栓形成学说和炎症反应学说等，治疗则以降脂、抗炎、防止血栓等为主要手段。在单独使用中医疗法或西医疗法治疗动脉粥样硬化均不能取得较好疗效的背景下，探索中西医结合的治疗方式可能会为动脉粥样硬化的治疗提供新的途径。

（1）祛痰通络

许多学者认为，痰浊阻络是动脉粥样硬化的基本病机，吴圣贤教授首创"脉生痰核"理论，提出宿痰失道、脉生痰核为动脉粥样硬化的病机，并根据动脉粥样硬化的发展规律将其分为六期：①痰核始生期（内中膜增厚期）。顺气活血汤加减。②痰核已成期（稳定斑块期）。内消软脉汤加减。③痰核坚化期（斑块钙化期）。内金散加减。④痰核腐化期（易损斑块期）。托里举斑汤加减。⑤痰核溃破期（斑块溃破期）。四妙勇安汤加减。⑥痰核复生期（再狭窄期）。先予加味复元汤，后改用内消软脉汤治疗。刘中勇教授亦提出从浊论治动脉粥样硬化，病位主要在脾、肺、肾，可分为湿浊困阻、脂浊壅盛、瘀浊阻脉、痰浊闭阻四型，分别治以利湿行气化浊方、化痰活血通络方、健脾运浊调脂方、健脾涤痰运浊方等自拟方，并强调以健脾为要。由此可见，化痰通络法是治疗动脉粥样硬化的主要方法。王志强等以颈动脉粥样硬化斑块患者为研究对象，以常规治疗为基础，采用化痰通络汤（由石菖蒲、郁金、茯苓、半夏、赤芍、泽泻、太子参、夏枯草、决明子、僵蚕、水蛭、山楂、甘草等组成）治疗6个月后，治疗组患者斑块体积减小或消退，且病情恶化患者数少于常规治疗组；治疗6个月至1年后，与常规治疗组相比，治疗组患者脑血管疾病发生率较低，再住院患者数较少。该结果提示在常规治疗基础上加用化痰通络汤可有效干预颈动脉粥样硬化斑块的发生、发展并降低脑血管疾病的发生。另有临床研究证实，益气化痰通络方（由黄芪、当归、地龙、桑椹、茶树根、泽泻、石菖蒲等组成）可有效降低股动脉粥样硬化患者的血清胆固醇、LDL浓度，其动脉内中膜厚度和超敏C反应蛋白浓度亦明显低于治疗前。该结果提示祛痰通络疗法可能是通过改善脂质代谢失调，保护微血管，达到治疗动脉粥样硬化的目的。

（2）化瘀通络

历代医家认为，"久病必有瘀""久病入络"，因此，应用化瘀通络法治疗动脉粥样硬化的方式受到广泛重视。李洁指出瘀血为动脉粥样硬化形成的主要病理因素，主要证候分型为正气亏虚、瘀血阻脉，肾精不足、瘀血内阻，气阴两虚、瘀血阻络，痰瘀互结、痹阻脉络，而活血化瘀、通行经脉是治疗的关键。王文婧等通过临床试验证实了化瘀通络法能够降低颈动脉粥样硬化老年患者的血脂水平以及动脉内中膜厚度，起到抗动脉粥样硬化的作用。

叶天士《临证指南医案》云："如阳虚浊邪阻塞，气血瘀痹而为头痛者，用虫蚁搜逐血络，宣通阳气为主。"中医学认为，虫类药"飞者升，走者降，灵动迅速"，功专"追拔沉混气血之邪""搜剔络中混处之邪"，故虫类药成为通络治疗法中的一个显著特色。常用的虫类通络药有水蛭、地龙。水蛭味咸、性平，活血逐瘀通络，逐恶血瘀血，破血瘕积聚；地龙味咸、性寒，活血化瘀通络。水蛭配地龙是化瘀通络法中的较佳配伍，其有效成分水蛭素和蚓激酶样作用物质，主要由氨基酸、小分子肽和糖胺聚糖等成分构成。研究证实，由水蛭和地龙制成的疏血通注射液可以通过抗凝、溶栓、抗血小板聚集、调节血脂、保护细胞等多种作用机制，治疗高脂血症、高凝血症和动脉粥样硬化类疾病。而由人参、水蛭、全蝎、土鳖虫、蜈蚣、蝉蜕、赤芍、冰片等组成的通心络也具有益气活血、通络止痛的功效。临床研究表明，通心络能够降低动脉壁的脂质水平，并在抗动脉粥样硬化的同时改善血液流变学，转化斑块的组织学构成，增加斑块密度，从而起到稳定斑块的作用；另有研究表明，通心络可明显增加血流速度，改善血流流态和微循环，调节纤溶系统功能，具有活血化瘀的作用。总之，药理学及临床研究证实，化瘀通络法治疗动脉粥样硬化的主要机理在于改善微循环，调节代谢失调。

（3）解毒通络

陈可冀等根据现代医学中易损斑块破裂进而出现血小板聚集和血栓形成的一系列病理演变过程，提出了"毒瘀致易损斑块"的新观点。无独有偶，董欢等指出痰毒、瘀毒、热毒可作为病邪引发机体的炎症反应，导致粥样斑块形成且不断增大，并提出采用解毒活血法干预、治疗动脉粥样硬化。吴圣贤教授在其"脉生痰核"理论中更是着重提到毒邪是使动脉粥样硬化从痰核腐化期转化为痰核溃破期的关键，与临床上心脑血管事件的发生有着极其紧密的关系。前者为虚毒，治以补气解毒，方以自拟补气解毒汤加减；后者为热毒，治以清热解毒，方以四妙勇安汤加减。动脉粥样硬化本质上是一种炎症性疾病，有"消炎"作用的清热解毒类中药（如金银花、连翘、蒲公英、紫花地丁、野菊花、半边莲等）均具有治疗动脉粥样硬化的药理作用基础，可以通过降低血脂、拮抗内皮素、抑制平滑肌细胞增殖和抑制血小板聚集来对抗动脉粥样硬化，这也表明清热解毒类中药可用于临床防治动脉粥样硬化等心脑血管疾病。临床应用清热解毒类中药时，常配伍解毒通络药，它主要由具有清热解毒作用的藤类药和虫类药组成，如金银花藤、络石藤、蜈蚣、蝉蚣、僵蚕等，其中蜈蚣为镇痉息风、解毒散结、通络止痛之要药。张艳慧等采用经典喂养法复制家兔动脉粥样硬化的模型，饲以高脂饲料，同时连续12周用蜈蚣水提物灌胃。结果发现，蜈蚣水提物可提高家兔模型的血清NO水平，降低血管内皮素（ET）水平并抑制平滑肌细胞分裂、增殖，从而起到抑制实验性动脉粥样硬化的作用。魏陵博等通过离体实验证实，解毒通络方（由黄连、大黄、连翘、野葛根、水蛭、地龙组成）含药血清能抑制血管成纤维细胞ET、基质金属蛋白酶-9（MMP-9）的释放，增加血管成纤维细胞NO的释放。以上研究表明，解毒通络法能够减轻血管壁的炎症反应，抑制平滑肌细胞的增殖，调节舒血管物质（NO）/缩血管物质（ET）的比值，维持血管壁的舒缩功能，可有效防治动脉粥样硬化。

（4）痰瘀同治

王东生等指出饮食不节损伤脾胃，水谷不能化生精微，反而凝结成痰浊，痰聚气阻，血行不畅而成瘀，瘀血可导致气滞，气滞血瘀可导致脏腑功能失调，从而影响水液代谢和分布，产生水湿停留，凝结成痰，形成了痰瘀同源-痰瘀同病-痰瘀同治的理论体系。相关研究表明，痰瘀同治的代表药丹蒌片具有治疗代谢综合征、抗血栓、改善血管内皮功能、降低胆固醇水平、降低LDL含量、延缓动脉粥样硬化发展的作用。

（5）扶正祛瘀

王清海教授认为动脉粥样硬化的病机为阳虚、痰瘀互结，提出运用温阳通脉法治疗，临床上强调温补阳气、行气化痰、活血化瘀，且常用温药，善用虫药，并创制了代表方"血脉疏通颗粒"。张琪教授提出颈动脉粥样硬化的基本病机是以脾肾阳虚或肝肾阴虚为本，以痰瘀痹阻脉道为标，治疗上以补肾泄浊为主，并研发血脉通颗粒1号、2号分别治疗肾阳虚证及肾阴虚证。

（6）通络活血

吴以岭认为"脉络"是维持血液运行的"心（肺）-血-脉循环系统"的重要组成部分，脉络病变易引起全身血管疾病，根据脉络学说创制的通心络胶囊可益气活血，通络止痛，有良好的抗动脉粥样硬化的作用。除此之外，李红蓉等提出动脉粥样硬化属于"脉络血管系统病"，病机实质是"脉络不通"，以"络以通为用"为治疗总则，指出通络方药对该病具有显著疗效。

针灸作为外治法，具有疏通经络、调和阴阳、扶正祛邪等作用，在动脉粥样硬化的治疗中有明显的效果。周俊合采用随机对照试验，通过针灸组、西药组和假针灸组间的对比，评价"心胆论治"针灸方案治疗颈动脉粥样硬化斑块的有效性，发现针灸具有抗血小板聚集、减缓动脉粥样硬化斑块进展、升高HDL、加速脂质代谢的作用。

参考文献

[1] 杨永宗, 刘录山. 中国动脉粥样硬化研究纪事: 一 [J]. 中国动脉硬化杂志, 2014, 22 (1): 95-104.

[2] 张庆军, 刘德培, 梁植权. 动脉粥样硬化的基础研究 [J]. 中华医学杂志, 2005, 85 (6): 428-431.

[3] 安建中, 洪蕾. 动脉粥样硬化成因的分子机制研究进展 [J]. 中国心血管病研究, 2018, 16 (9): 778-781.

[4] ACKERMAN J E, GEARY M B, ORNER C A, et al. Obesity/Type II diabetes alters macrophage polarization resulting in a fibrotic tendon healing response [J]. PLoS One, 2017, 12 (7): e0181127.

[5] JIA G H, STORMONT R M, GANGAHAR D M, et al. Role of matrix Gla protein in angiotensin II-induced exacerbation of vascular calcification [J]. American Journal of Physiology Heart and Circulatory Physiology, 2012, 303 (5): H523-H532.

[6] CORTE D V, TUTTOLOMONDO A, PECORARO R, et al. Inflammation, endothelial dysfunction and arterial stiffness as therapeutic targets in cardiovascular medicine [J]. Current

Pharmaceutical Design, 2016, 22 (30) : 4658-4668.

[7] 中国心血管病预防指南(2017)写作组,中华心血管病杂志编辑委员会.中国心血管病预防指南:2017[J].中华心血管病杂志, 2018, 46 (1) : 10-25.

[8] 陈洁,缪静,周鑫斌,等.大鼠动脉粥样硬化痰瘀互结病证结合模型的建立及方药干预研究[J].中国比较医学杂志, 2015, 25 (9) : 22-27, 87.

[9] 徐浩,曲丹,郑峰,等.冠心病稳定期"瘀毒"临床表征的研究[J].中国中西医结合杂志, 2010, 30 (2) : 125-129.

[10] 周仲瑛,金妙文,顾勤,等.滋肾养肝、化痰消瘀法治疗动脉粥样硬化的理论探讨[J].南京中医药大学学报(自然科学版), 2002, 18 (3) : 137-139.

[11] 王椿野,赵振武,李新龙,等.基于现代文献的动脉粥样硬化中医病机研究[J].环球中医药, 2013, 6 (2) : 92-95.

[12] 吴以岭."脉络-血管系统"相关性探讨[J].中医杂志, 2007, 48 (1) : 5-8.

[13] 马雪瑛,林成仁,王敏,等.通心络胶囊活血化瘀作用的实验研究[J].中国中医基础医学杂志, 2006, 12 (8) : 594-595.

[14] 魏陵博, 戎冬梅, 李运伦, 等. 解毒通络方含药血清对大鼠血管成纤维细胞释放ET、NO、MMP-9的影响[J]. 中西医结合心脑血管病杂志, 2013, 11(1): 55-57.

第三部分

动脉粥样硬化诊治的新探索

——微型积证论

第一节

从积证论治动脉粥样硬化的立论基础

一、动脉粥样硬化中医病名的现状

中医学没有关于动脉粥样硬化的病名，可涉及"眩晕""头痛""健忘""痴呆""中风""胸痹""真心痛""脱疽"等病证。与动脉粥样硬化临床表现及发病特点相关的论述在历代文献中多有记载。《灵枢·卫气失常》曰："人有脂，有膏，有肉。"脾运失司，不能正常运化水谷精微，变生膏脂，脂浊停聚，日久生毒，脂毒积聚，经久不去，留滞于脉络。《诸病源候论·症瘕病诸候》言："症瘕者，皆由寒温不调，饮食不化，与脏气相搏结所生也。其病不动者，直名为症。若病虽有结瘕，而可推移者，名为瘕。"孟国凡等认为"症瘕"的特征为有形、固定不移。

上述几种病名都有一定的道理，也有一定的局限性。既然是同一种疾病，现代医学已经分析得很清楚了，而中医学却无法界定，这就从概念、内涵、机制等基础理论方面给中医药临床治疗动脉粥样硬化带来了不可逾越的障碍，这种障碍已经严重影响了中医药治疗动脉粥样硬化的临床疗效和信誉。所以，应当按照中医理论，从概念、内涵、机制等方面对动脉粥样硬化进行研究，找到一个合适的、能够与动脉粥样硬化相对应的、比较稳定的、能够解释动脉粥样硬化形成机制的中医病名。叶小汉教授从动脉粥样硬化的病理学改变中得到触悟和启发，发现动脉粥样硬化无论是斑块的形成期、稳定期还是破裂期，其局部微观变化均与中医的"积证"相类似，为有形、固定不移之物，且病位在血分，病机亦相同，均为痰瘀互结，故认为动脉粥样硬化属于中医的积证病变，为"微型积证"，即脉络积。

二、脉络积的立论基础

动脉粥样硬化是一种严重危害健康的常见病，是缺血性心脑血管疾病的主要病理基础，是中国死亡率最高的疾病之一。动脉粥样硬化类疾病具有发病率高、致残率高、致死率高等特点，因而在临床上日益引起人们的重视。由于诊疗设备的缺乏，古代医家对该病的认识有一定的局限性，但对其引起的临床表现却有深入而详细的探讨。根据多年的临床经验、动脉粥样硬化的现代医学特点和中医典籍对相关证候的论述的综合学习，现对动脉粥样硬化有以下认识：

叶小汉教授根据动脉粥样硬化的病理特点提出了脉络积

的概念。他认为粥样斑块是脉中之积聚，或痰湿，或瘀血，为有形之物凝滞脉中，符合积聚的特征。如《景岳全书·积聚》曰："盖积者，积垒之谓，由渐而成者也……诸有形者，或以饮食之滞，或以脓血之留，凡汁沫凝聚，旋成症块者，皆积之类，其病多在血分，血有形而静也。"随着年龄的增长，脏腑亏虚、情志不遂，抑或感受外邪、损伤脉络，导致内生痰湿，瘀血阻滞，或热毒结聚，壅于血脉，从而形成微型积证，即脉络积。

　　中医学中的积聚，狭义上是指腹内结块使腹部或痛或胀的病症。积聚之病名始于《灵枢·五变》："黄帝曰：人之善病肠中积聚者，何以候之？少俞答曰：皮肤薄而不泽，肉不坚而淖泽。如此，则肠胃恶，恶则邪气留止，积聚乃伤……"《黄帝内经》《诸病源候论》从病因病机方面对积聚进行了阐述。《灵枢·九针论》曰："时者，四时八风之客于经络之中，为瘤病者也。"《诸病源候论·癥病诸候》曰："夫八癥者，荣卫不和，阴阳隔绝，而风邪外入，与卫气相搏，血气壅塞不通而成癥也。"古代医家认为，由于正气不足，营卫不固，气血津液运行无力，气血阻滞，津枯痰凝，疾病之基础易成。六淫之邪入侵，使机体气血运行不畅，邪气停留于内，久之形成疾病。《难经》对积聚有详细的描述，提出五脏积病学说："心之积，名曰伏梁，起脐上，大如臂，上至心下。久不愈，令人病烦心。以秋庚辛日得之。"《脉经·平五脏积聚脉证》指出了心积的症状和脉象："诊得心积，脉沉而芤，上下无常处，病胸满悸，腹中热，面赤，嗌干，心烦，掌中热，甚即唾血，主身瘈疭，主血厥，夏瘥冬剧，其色赤。"由此可见，古代医家已认识到五脏皆可致积，故动脉粥样硬化之为病，其病因病机复杂多样，或因气虚运血无力，血液流行缓慢，血液运行不畅而致血停成瘀，如《医林改错·论抽风不是风》所述："元气既虚，必不能达于血管，血管无气，必停留而瘀。"或气郁日久，瘀血内停，脉络不通而成瘀，如《灵枢·百病始生》曰："凝血蕴里而不散，津液涩渗，着而不去，而积皆成矣。"或因过食肥甘厚味，困阻脾胃，脾虚不能化湿，湿聚为痰，壅阻脉络，如《医学正传》所云："津液稠黏，为痰为饮，积久渗入脉中，血为之浊。"或因毒邪内侵，滞留体内，凝聚而成痰，熏蒸血液，血凝成瘀，如《诸病源候论·心痛病诸候》指出："其痛悬急懊者，是邪迫于阳，气不得宣畅，壅瘀生热，故心如悬而急，烦懊痛也。"上述病因病机，其结果均可导致痰瘀热毒等邪留滞于脉络，与脉络相搏，结聚成块，聚而不散，不化不行，有所阻隔，是为积聚。由此可见，血瘀、痰阻、热毒是动脉粥样硬化的重要病因病机，然究其最终病理改变，乃为积聚。这说明了瘀痰互结是积证的根本原因。《类证治裁·积聚论治》指出："诸有形而坚着不移者，为积。"这阐明了积证的概念。现代医学认为动脉粥样硬化的基本特征是动脉管壁增厚变硬，管腔缩小，斑块形成乃至血栓形成，这与中医积证的诊断要点是一致的。再者，现代中医认为痰瘀是动脉粥样硬化形成的病理基础，而积证形成的主要病机是痰瘀互结，两者在病机方面亦是相同的。结合现代检测手段，笔者认为动脉粥样硬化属于微型的积证病变，即脉络积。

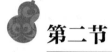

第二节

动脉粥样硬化中医病因病机的认识

目前，大多数中医学者认为外邪侵犯、劳逸失度、情志内伤、体肥痰盛、饮食不节、年老久病等均可影响动脉粥样硬化的发生与发展。动脉粥样硬化的病因十分复杂，多与患者的年龄大小、七情变化、劳逸程度、饮食节律等因素密切相关，其病机更是纷繁复杂，各代医家多有各自的见解。现代中医学者根据其不同的临床表现，认为六淫侵袭、饮食不节、情志所伤、正气亏虚等会导致虚、寒、火、风、痰、瘀等病邪产生，痰瘀互结是动脉粥样硬化病变的基本病机，且痰浊、瘀血既是动脉粥样硬化病变的产物，又是新的致病因素。在此基础上，叶小汉教授采用中医学术语将动脉粥样硬化的病理变化称为"脉络积"。

一、脉络积的基本病因

1. 饮食不节，过逸少劳

饮食不节是导致动脉粥样硬化的主要因素之一，饮食过量，暴饮暴食，超过人体脾胃的正常受纳、运化能力，会导致脾胃损伤，正如《素问·痹论》所言"饮食自倍，肠胃乃伤"；膏粱厚味，消化不易，伤及脾胃，运化失司，升降失常，久则精微不化而致痰湿内生；长期或过量饮酒，助湿生热，湿蕴热蒸，化生湿热，或反伤脾胃，或进一步阻滞脉络，导致血脉受损而为病。《素问·生气通天论》中所言"味过于甘，心气喘满"是指嗜食甘味，引发动脉粥样硬化，最终导致冠心病。现代医学认为，摄食过多的高脂高热量食物、过度饮酒等都是引起动脉粥样硬化的主要原因。

正常的劳动能使气血流通，增强体质，必要的休息可以消除疲劳，恢复体力和脑力，二者均有利于维持人体正常的生理活动和功能。若过逸少劳，将导致全身气血运行减慢，久则气滞血瘀。四肢少动，导致脾运不健，化生气血减少，出现乏力、精神不振，久则脾虚停湿。如王孟英《温热经纬》所说："盖太饱则脾困，过逸则脾滞，脾气困滞而少健运，则饮停湿聚也。"这说明过度安逸可以导致气滞血瘀。过食肥甘厚味，加上少动过逸，既是当今社会常见的不良生活方式，也是目前动脉粥样硬化类疾病发病人数增多的主要原因之一，会对人们的健康产生危害。总之，过食肥甘厚味，四肢少动，伤及脾胃，脾失健运，不能输布水谷精微，则聚湿成痰，壅塞不畅，若气滞使血运不畅，脉络滞塞，痰浊与气血相搏，结而成块，日久渐成脉络积。

2. 喜嗜烟酒

香烟燥热，极易损伤肺阴。肺为水之上源，若肺气受损，则肺之宣发肃降功能失常，水液代谢失调，痰湿内生。古代医家已经认识到烟草对人体的危害，并以"烟草火"命名吸烟产生的烟雾，形象地表述了烟草烟雾的特征与性状。如《本草纲目拾遗》引陈良翰云："烟叶生者有毒，人食之即中毒，发病难治。"烟雾属于阳毒，如《景岳全书》曰："或疑其能顷刻醉人，性必有毒……盖其阳气强猛，人不能胜，故下咽即醉。"

酒"气热而质湿"（《证治准绳·伤饮食》），过饮易"生痰动火"（《顾松园医镜·谷部》）。《黄帝内经》对酒的性质描述见于《灵枢·营卫生会》"酒者，熟谷之液也，其气悍以清，故后谷而入，先谷而液出焉"，以及《素问·厥论》"酒气盛而慓悍"。以上这些论述指出酒性慓悍酷烈，易于耗伤气血。《黄帝内经》认为酒伤的发病基础是脾胃虚弱，如《素问·厥论》记载："酒入于胃，则络脉满而经脉虚，脾主为胃行其津液者也，阴气虚则阳气入，阳气入则胃不和，胃不和则精气竭，精气竭则不营其四肢也。"

这指的是饮酒使阳气得入，阳盛则阴伤，使脾阴受损，脾气虚弱。由于脾胃虚弱，酒入于胃中后，不能及时运化输布，酒气停聚于中焦，一方面进一步损伤脾胃，造成精气耗竭，另一方面蕴湿化热，形成湿热毒邪。

由此可见，烟草辛温微热，主升属阳，耗肺伤津，影响脏腑气机，另易壮火散气，煎液成痰瘀，与脉络相搏结，日久则成脉络积。酒为腐谷之液、水谷之悍者，过饮可损伤脾胃，易致痰湿内生，又因酒性辛温，过饮则使燥热内生，湿热互结，缠绵难愈。湿邪不去，热邪煎熬，阴液受损，日久不治，湿邪黏滞，兼阴伤气耗，皆可致血行不畅，终成脉络积。

3. 情志郁结

情志泛指受外界事物刺激而做出的反应，属于精神活动范畴。情志活动可分为喜、怒、忧、思、悲、恐、惊，也就是中医内科学中所说的七情。肝主疏泄功能与情志活动，二者在生理上相关，在病理上相连。五脏之中，心与情志的联系最为紧密，心主藏神，人的精神、情绪等都受其支配和影响。心的生理功能主要靠气血的濡养。根据五行相生的关系，肝为心之母，肝气通畅，则心气和顺，肝气停滞，则心气生化乏源。肝主疏泄的功能正常则可以辅助心气的正常运行，从而在调节情志活动中起到重要的作用。若肝失疏泄，气机运行受阻，导致情志活动失常，心气无力推动心血运行，则血行瘀阻，脉道阻塞，从而加速动脉粥样硬化的发生与发展。忧思伤脾，脾失健运导致膏脂转输、利用、排泄障碍，浊变痰湿。郁怒伤肝，而致肝胆失利，或肝郁脾虚，或肝郁脾困，最终导致膏脂聚集，化生痰湿，还可因肝郁化火，灼津为痰，阻滞脉道。总之，七情内伤导致气机阻滞，影响血液和津液的正常运行：血液迟滞不畅，则停蓄成瘀；津液不得输布，聚而成痰。痰瘀互结，结而成块，日久渐成脉络积。

4. 因虚致病

（1）先天禀赋不足

人身之躯禀于父母，父母内精相合即成人之初，由于父母身患疾病，抑或身体虚弱，抑或胎儿在母腹之中时不适天地之立，得不到足够的禀赋或滋养，出生之后，新生儿机体功能低下，先天不足以养后天，故身体虚弱，抗病能力差。禀赋薄弱，元阴元阳亏虚，或因真阴真阳不足，心阴心阳虚弱，自幼发病，脏腑功能失调，气血、津液不能正常运化，产生痰湿和瘀血，邪毒、痰、瘀与脉络相搏结，浸淫脉络，产生脉络积。

（2）感受外邪

先天禀赋不足，素体虚弱，外邪乘虚而入，使得脏腑功能失调，气血津液不能正常运化，产生痰湿和瘀血，邪毒、痰、瘀与脉络相搏结，浸淫脉络，产生脉络积。

（3）久病虚弱或年老体衰

从老年人的生理病理方面来讲，人到老年脏腑日衰，五脏俱虚，而脏腑虚衰是老年人发病的重要因素。《素问·评热病论》云："邪之所凑，其气必虚。"故老年人发病以虚为本，但虚能致实。心主一身血脉，心气虚则鼓动无力，而致血行迟缓，久则成瘀；肝主疏泄一身之气，肝气虚则疏泄无能，气滞血凝；脾主运化全身水谷精微，脾气虚则运化失常，精微反聚而为痰；肺主治节，通调水道，肺气虚则失于宣肃，肺津不布，凝而成痰；肾为先天之本，老年人肾气日虚，元阳不足，气血凝滞易致血瘀，加之肾主水，肾气虚而水液易于聚为痰饮。《读医随笔》曰："叶天士谓久病必治络，其说谓病久气血推行不利，血络之中必有瘀凝。"或年老体衰，脏腑功能衰退，气血不足，精微不化，易生痰瘀，阻于脉道，日久则形成脉络积。正所谓"至虚之处，便是留邪之地"。故老年人五脏虚衰均可引起痰或瘀：痰阻气滞，血行不畅则瘀；瘀血阻滞，水津敷布运行不利又可聚而为痰。诸因素损伤脉络，使痰瘀着而不去，终成脉络积。

以上致病因素，并非单一致病，而常为几种病因并存，交互为患。在年老体衰、饮食失节、情志不畅、久病过劳、禀赋不足等多种病因的作用下，人体脏腑功能失调，气、血、津液运行及代谢发生障碍，输布失调，水液不能运化，而停聚、泛滥、凝结，产生痰、瘀等内生之邪，胶结于脉络，久则发为本病。因此，提出和应用脉络积的新认识，既表述了动脉粥样硬化病变的形态改变，又阐述了其病机的内涵，加深了中医学对动脉粥样硬化类疾病的认识。正如《景岳全书·积聚》所述："由此言之，是坚硬不移者，本有形也，故有形者曰积……诸有形者，或以饮食之滞，或以脓血之留，凡汁沫凝聚，旋成症块者，皆积之类，其病多在血分，血有形而静也。"由此可见，动脉粥样硬化病变为"汁沫凝聚，旋成症块"，应属于积证。

二、脉络积的基本病机

1. 积聚内生是动脉粥样硬化的主要病理变化

叶小汉教授在多年的心血管疾病临床经验的基础上，通过研读大量的古今中医文献，结合现代医学对动脉粥样硬化的病理和形态认识，提出动脉粥样硬化属于中医学积证范畴的观点。结合现代医学有关动脉粥样硬化的病因学说，笔者认为动脉粥样硬化是指动脉内壁出现脂质条纹、纤维斑块和复合病变等病理变化，其局部微观表现与中医学的"积聚"相类似，具体为痰、瘀、热毒等邪留滞于脉络，与脉络相搏，结聚成块，聚而不散，发为积聚所致。

2. 动脉粥样硬化是多因素导致的动态演变过程，痰瘀互结是其产生的关键

对于冠状动脉、颈动脉、颅脑动脉及肢体动脉的相同

病理改变——动脉粥样硬化病变，古代医家根据临床表现的不同，认为其病因病机也不同。对于胸痹的病因病机，《金匮要略·胸痹心痛短气病脉证治》认为："夫脉当取太过不及，阳微阴弦，即胸痹而痛，所以然者，责其极虚也。今阳虚知在上焦，所以胸痹、心痛者，以其阴弦故也。"它指出胸痹心痛的病因病机是"阳微阴弦"，即本虚标实、阳虚阴盛。后世《时方歌括》采用丹参饮治疗心腹诸痛，《医林改错》采用血府逐瘀汤治疗胸痹心痛等，证实胸痹心痛的病因病机为血瘀。对于中风的病因病机，唐宋以前主要以外风学说为主，多以内虚邪中立论。唐宋以后，突出以内风立论，提出"内伤积损"等论点。近代医家认为，中风的发生主要在于肝阳化风，气血并逆，直冲犯脑。

现代医学认为，动脉粥样硬化病变多在消渴、肥胖、高血压等症状的基础上发生，进而影响心、脑等靶器官。章小平认为，消渴日久则气阴两虚，气虚则行血无力，阴虚则虚火灼津为痰。若气阴不断耗伤而损及于心，使得心脏气阴亦耗伤，心身受损，心律失常，将导致血瘀、痰浊等实邪痹阻于心脉，从而发生胸痹心痛。樊力认为，消渴日久，阴虚燥热，煎熬津液，炼津为痰；血黏成瘀，阻塞脉络，肢体失养，从而发生脱疽等病变。于永红等通过观察中医不同治法对动脉粥样硬化病灶的消退作用，采用温阳益气方、活血化瘀方、健脾化痰方进行治疗，并测定动脉粥样硬化斑块面积的变化及主动脉组织原癌基因 $C2myc$、$C2fos$、$V2sis$ 表达的变化。结果显示，温阳益气、活血化瘀、健脾化痰三种治法对家兔的动脉粥样硬化病灶均有明显的消退作用，对主动脉组织原癌基因 $C2myc$、$C2fos$、$V2sis$ 表达均有显著的抑制作用。

中医学认为，六淫侵袭、饮食不节、情志所伤、正气亏虚等病因均会导致虚、寒、火、风、痰、瘀等病邪的产生。随着中医诊断技术的进步，痰瘀互结被认为是动脉粥样硬化病变的基本病机。痰浊瘀血交结既是动脉粥样硬化病变的产物，又是新的致病因素。在此基础上，我们采用中医学术语把动脉粥样硬化病变称为脉络积。正是由于脉络积形成于不同部位，才会引起胸痹心痛、中风、脱疽等疾病。气滞血瘀为动脉粥样硬化发病的始源，痰瘀互结是发病的关键。关于脉络积的发生与发展，目前中医学界的具体认识如下：①由于六淫侵袭、饮食不节、情志所伤、正气亏虚等多种因素，气运滞后，"气帅血行"，故血行缓慢而致瘀。②阴亏液少，血液黏滞，血行不畅，血液瘀滞。瘀血久而化热或消渴燥热，炼津为痰；脾虚气弱，健运失司，无力输布运化，水湿内生，聚而为痰。瘀血与痰浊滞留于脉络，相互搏结，日久形成积证，沉积于脉络，致使脉络运行不畅，形成脉络积。③《黄帝内经》指出"正气存内，邪不可干"，认为人体正气不足，则脉道不充、脉壁不固，无法抵御血中痰瘀的侵袭，而使血液运行迟滞，加速痰浊、瘀血等有形实邪停于脉道，最终导致脉络积的形成。

　　脉络积的形成主要是因为血中的痰浊、瘀血留滞附着于脉道管壁。血中痰浊、瘀血等有形实邪的产生，导致血液黏稠度增加，血流缓慢，更易造成脉络壅滞。因此，血中痰浊、瘀血是脉络积形成的主要病理因素。脉络积为病，有积久成形、有形可征的特点。瘀血与痰浊相互影响，互为因果，形成恶性循环，产生脉络积，致使动脉粥样硬化病变呈进行性发展。

第三节

基于积证论的辨证分型及治法

一、辨证要点

1. 辨部位

脉络积发于不同部位，因此会引起胸痹心痛、脱疽、中风等不同的临床症状。可根据脉络积这一共同发病机制，结合发病部位来诊断动脉粥样硬化类疾病。

（1）心脉积

心脉积，即胸痹心痛病，是由于心脉挛急、狭窄或闭塞而引起的以膻中穴处或左胸膺部疼痛不适为主症的一类疾病，常由劳累、情绪波动、饱餐等因素诱发。胸痹心痛病相当于现代医学之冠心病范畴，重者心痛彻背，背痛彻心，疼痛剧烈而持续不能缓解，四肢厥逆，面色苍白，冷汗淋漓，脉微欲绝，旦发夕死，夕发旦死，为真心痛。

【中医诊断】

参照1994年国家中医药管理局颁布的中华人民

共和国中医药行业标准《中医病证诊断疗效标准》（ZY/T 001.1～001.9—94）、2002年国家中医药管理局医政司胸痹急症协作组等组织编写的《中医心病诊断疗效标准与用药规范》、2018年中华中医药学会心血管病分会发布的《冠心病稳定型心绞痛中医诊疗专家共识》。

①膻中或心前区憋闷疼痛，常为绞痛、刺痛或隐痛；疼痛可放射于左肩背、咽喉、左上臂内侧等部位。疼痛呈发作性，常伴有心悸怔忡、气短乏力、呼吸不畅，甚则表现为喘促、面色苍白、自汗等症状。临床以气虚、阳虚、阴虚、血瘀、气滞、痰浊的病机为多，可见相应的舌象、脉象。

②胸闷胸痛一般持续数十秒至十余分钟，大多不超过30分钟，休息或服药后可缓解。

③本病多发于中老年患者，常由操劳过度、七情过激、天气变化、暴饮暴食等因素诱发，部分患者无明显诱因或在安静时发病。

④心电图（ECG）、动态心电图（DECG）、运动试验等检查可辅助诊断。根据病情的严重程度，视情况做心肌酶谱测定及心电图动态观察。

⑤必要时行冠状动脉CT、心肌核素显像或冠状动脉造影检查以明确诊断。

胸痹心痛病的病因与年老体衰、阳气不足、七情内伤、气滞血瘀、过食肥甘、劳倦伤脾、痰浊化生、寒邪侵袭、血脉凝滞等因素有关。本虚是发病基础，标实是发病条件。寒凝气滞、血瘀痰浊，导致心脉闭塞，心脉不通则出现心胸疼痛（心绞痛）；严重者部分表现为心脉突然闭塞，气血运行中断，可见心胸猝然大痛而发为真心痛（心肌梗死）。主要病机为心脉痹阻，病理变化为本虚标实，虚实夹杂，本虚为气虚、血虚、阴虚、阳虚，标实为血瘀、痰浊、气滞、寒凝。病位在心，与肝、脾、肾三脏关系密切。

【西医诊断】

参照2018年中华中医药学会心血管病分会发布的《冠心病稳定型心绞痛中医诊疗专家共识》。根据典型的发作特点和体征，该病可在休息或含服硝酸甘油后缓解，结合年龄和存在的冠心病相关危险因素，排除其他疾病所致的心绞痛，即可诊断。发作不典型者，诊断要依靠观察硝酸甘油的疗效和发作时心电图的变化。未记录到症状发作时的ECG者，可行ECG负荷试验或DECG监测，如ECG负荷试验过程中患者出现阳性变化或诱发了心绞痛等情况，均有助于诊断。诊断困难者，可行放射性核素检查、冠状动脉计算机断层扫描/CT血管成像或选择性冠状动脉造影检查。考虑介入治疗或外科手术者，必须行选择性冠状动脉造影。

心绞痛分级参照1972年加拿大心血管学会（CCS）的心绞痛分级标准。Ⅰ级：一般日常活动不引起心绞痛，但费力、速度快、时间长的体力活动可引起心绞痛发作。Ⅱ级：

日常体力活动稍受限制，在饭后、情绪激动时受限制更明显。Ⅲ级：日常体力活动明显受限制，以一般速度在一般条件下平地步行1千米或上一层楼即可引起心绞痛发作。Ⅳ级：轻微活动即可引起心绞痛发作，甚至休息时也可发作。

（2）肢脉积

肢脉积属于中医脱疽范畴。脱疽是指四肢末端坏死，严重时趾（指）节坏疽脱落的一种慢性周围血管疾病，又称脱骨疽。其临床特点是好发于四肢末端，以下肢多见，初起时趾（指）间怕冷，苍白，麻木，伴间歇性跛行，继则疼痛剧烈，日久趾（指）坏死变黑，甚至趾（指）节脱落。《灵枢·痈疽》中即有关于本病的记载："发于足趾，名脱痈，其状赤黑，死不治；不赤黑，不死。不衰，急斩之，不则死矣。"本病相当于西医学中的动脉粥样硬化闭塞症。

【中医诊断】

参照1994年国家中医药管理局发布的中华人民共和国中医药行业标准《中医病证诊断疗效标准》。

①本病多发于下肢一侧或两侧。患者可有受冷冻、受潮湿、长期大量吸烟、外伤等病史。

②初起时趾（指）节冷痛，小腿酸麻胀痛，行走频繁时加重，休息时减轻，呈间歇性跛行，趺阳脉减弱，小腿可有游走性青蛇毒（静脉炎）。继之疼痛呈持续性，肢端皮肤发凉，下垂时则皮肤暗红、青紫，皮肤干燥，毫毛脱落，趾

（指）甲变形增厚，肌肉萎缩，趺阳脉消失，甚至发生溃疡（湿性坏死）或坏疽（干性坏死）。

③患者大多为20～40岁男性。闭塞动脉硬化症多发于老年人。

④超声多普勒、血流图、动脉造影、血脂等检查，除帮助诊断外，还可了解血管闭塞的部位及程度。

【西医诊断】

参照2011年卫生部颁布的《下肢动脉硬化闭塞症诊断》（WS 339—2011）。

①本病多发于40岁以上的中老年患者，多有吸烟、糖尿病、高脂血症、高血压等高危因素。

②下肢动脉出现慢性缺血性改变（如发凉、疼痛、营养障碍等）。

③动脉搏动减弱或消失，踝/肱动脉压力比值（ABI）≤0.9。

④肢体或肢端破溃。

⑤彩超、CT血管成像、磁共振血管成像（MRA）、数字减影血管造影（DSA）等影像学检查显示相应动脉狭窄或闭塞等病变。

（3）脑脉积

脑脉积即中风，又名脑卒中，是由阴阳失调、气血逆乱、上犯于脑所引起的以突然昏仆、不省人事、半身不遂、口舌歪斜、言语不利、偏身麻木为主要表现的一种病证。本病多见于中老年人，一年四季均可发病，但以冬春两季为发病高峰，是一种发病率高、病死率高、致残率高且严重危害人们健康的疾病。本病在西医中属于脑血管病范畴。

【中医诊断】

参考2008年中华中医药学会发布的《中医内科常见病诊疗指南》。

①神志昏蒙，半身不遂，口舌歪斜，言语謇涩或语不达意，甚或不语，偏身麻木；或出现头痛、眩晕、瞳神变化、饮水发呛、目偏不瞬、步履不稳等症状。

②患者往往在安静状态下急性起病，渐进加重，或有反复出现类似症状的病史。少数患者可突然起病，病情发展迅速，伴有神志昏蒙症状。

③发病前多有诱因，常有先兆症状。可见眩晕、头痛、耳鸣，突然出现一过性言语不利、肢体麻木、视物昏花，1天内发作数次，或几天内多次复发。

④本病多发于40岁以上的中老年患者。

若具备以上临床表现，再结合起病形式、诱因、先兆症状和年龄，即可诊断为中风。结合现代医学的影像学检查（头颅CT或MRI）可明确缺血性中风的诊断。

【西医诊断】

参考2015年中华医学会神经病学分会和中华医学会神经病学分会脑血管病学组发布的《中国急性缺血性脑卒中诊治

指南2014》。

①急性起病。

②局灶神经功能缺损（一侧面部或肢体无力或麻木、语言障碍等），少数为全面神经功能缺损。

③症状或体征持续时间不限（当影像学检查显示有责任缺血性病灶时）或持续24小时以上（当影像学检查缺乏责任病灶时）。

④排除非血管性病因。

⑤脑CT或MRI排除脑出血。

（4）肾脉积

肾脉积相当于西医学中肾动脉血管硬化所引起的缺血性肾病，中医医籍中无此病名记载。根据其原发疾病及缺血性肾病的有关临床表现及它们之间的因果关系，本病类似于眩晕、头痛、心悸、关格、虚劳、肾劳、腰痛等证候。肾动脉血管硬化会引起缺血性肾脏疾病，导致肾小球滤过率下降及继发性肾脏损伤。病理改变包括间质纤维化、肾小管萎缩、肾小球硬化（包括局灶性节段性肾小球硬化）、球旁纤维化及多种微动脉异常等。

【西医诊断】

参照2017年中国医疗保健国际交流促进会血管疾病高血压分会专家共识起草组编写的《肾动脉狭窄的诊断和处理中国专家共识》。

①有其他部位的动脉粥样硬化疾病的老年患者出现原因不明的进行性肾功能不全，伴肾脏大小不对称及尿检轻度异常。

②老年患者应用血管紧张素转化酶抑制剂（ACEI）或血管紧张素Ⅱ受体阻滞剂（ARB）治疗后肾功能急剧恶化，撤药后肾功能多可恢复。

③没有冠心病却反复出现急性肺水肿，同时伴有原因不明的肾功能不全。

2. 辨严重程度

可运用脉积瘀滞、脉积瘀阻、脉积瘀闭来表达不同程度的动脉粥样硬化病变。脉积瘀滞是指各脏器无明显缺血的临床症状，但客观检查可见动脉粥样硬化的明确证据；脉积瘀阻是指各脏器具有缺血的临床症状，同时在客观检查中可见不同程度的动脉粥样硬化病变，但脉络没有完全闭塞；脉积瘀闭是指脉络完全闭塞。

3. 辨证型

叶小汉教授提出动脉粥样硬化属于积证（微型积证），这是中西医结合诊治动脉粥样硬化比较合适的结合点。同时，大量的临床实践和实验研究已经证实软坚散结法对动脉粥样硬化能够起到良好的防治作用，而且具有良好的临床用药安全性，因此在此理论的基础上，病史、一般情况、临床表现、舌/脉象等四诊合参，进行进一步辨证。动脉粥样硬化（微型积证）的形成虽然由上述多种因素导致，但是其间往往夹杂交错，相互并见。根据舌象、脉象及相关症状，参照1994年国家中医药管理局制定的《中医病证诊断疗效标准》、2021年李灿东主编的高等医药院校教材《实用中医诊断学》、2021年国家市场监督管理总局和国家标准化管理委员会发布的《中医临床诊疗术语　第2部分：证候》（GB/T 16751.2—2021）以及本课题组前期的研究结果及临床经验，将动脉粥样硬化分为六种证型，分别为：气机郁滞，痰瘀互结；气虚血瘀，痰聚脉络；阳虚痰壅，络脉瘀滞；阴虚火旺，痰阻血瘀；气血亏虚，痰瘀成积；湿浊郁热，络脉瘀滞。

（1）气机郁滞，痰瘀互结

气血的关系为相互资生、相互维系，气能摄血，血能载气，即气为血之帅，血为气之母。《临证指南医案》曰："在血分者，则必兼乎气治，所谓气行则血随之是也。若症之实者，气滞血凝，通其气而散其血则愈。"可见血液的运行必须在气的推动作用下进行，气血的运行是相辅相成的。气鼓动无力，则血行不畅，瘀滞管腔，气滞血瘀于脉府。气不行津，津液停聚，聚湿生痰，血涩不行，停而为瘀，致痰瘀互结，形成脉络积。临床以眩晕、头痛、胸胁胀闷、走窜疼痛、心前区刺痛、心烦不安、舌质紫暗或暗红、舌尖边有瘀点或瘀斑、脉弦或沉涩为主要证候。

（2）气虚血瘀，痰聚脉络

王清任在《医林改错》中指出："元气既虚，必不能达于血管，血管无气，必停留而瘀。"禀赋不足或病久体虚导致心脾气血亏虚，心气不足或心阳不振，血脉失于温煦而痹阻不畅，阴寒之邪乘虚侵蚀，寒凝气滞，导致血脉瘀滞。脾虚不能运化水湿，水湿聚而为痰，痰瘀互结，痹阻于脉。诸因素损伤脉络，痰瘀着而不去，终成脉络积。临床以心悸、胸闷、眩晕、气短、乏力、神疲、声低懒言、自汗、面色淡白、舌淡苔白或唇舌淡紫、脉弱或结或代为主要证候。

（3）阳虚痰壅，络脉瘀滞

阳气亏虚，机体失于温煦，不能抵御阴寒之气，不能蒸化水湿，气血运行受阻，聚而成痰，血行不畅，瘀滞管腔，痰瘀互结，着而不去，终成脉络积。临床以眩晕、头痛、胸闷心悸、畏寒肢冷、口淡不渴、肢体浮肿、气喘、小便不利、神疲乏力、腰膝酸软、唇甲青紫、舌淡紫、苔白滑、脉弱为主要证候。

（4）阴虚火旺，痰阻血瘀

动脉粥样硬化多发于中老年人，《素问·阴阳应象大论》云："年四十，而阴气自半也，起居衰矣。"肝肾两脏同源，又称"乙癸同源"，两者相互影响，共同主宰着人之阴精的盈亏充乏。年老体虚者，肾精亏虚，肝阴不足，髓海渐空，脏腑功能减退，气血运行失常，水液代谢障碍，痰瘀易生，痹阻于脉络，形成脉络积。临床以眩晕、耳鸣、腰膝酸软、五心烦热、健忘、胁痛、口燥咽干、失眠多梦、低热、颧红、男子遗精、女子月经量少、舌红、苔少、脉细数或细涩为主要证候。

（5）气血亏虚，痰瘀成积

血液亏虚，脉络空虚，由失血过多，或久病阴血虚耗，或脾胃功能失常，使水谷精微不能化生血液等所致。由于气与血有密切关系，故血虚易引起气虚，而气虚则鼓动无力，血行不畅，瘀滞脉管，同时可导致痰湿阻滞，痰瘀互结，凝聚不散，久而终成脉络积。临床以面白无华、心悸心慌、眩晕、多梦、健忘、肢体麻木、视物模糊、肢体震颤、女子月经量少色淡、爪甲不荣、舌质淡、苔白、脉细或细滑或细涩为主要证候。

（6）湿浊郁热，络脉瘀滞

由于瘀血阻滞经络，经络不通，津液输布失调，形成痰湿，导致痰瘀互结。湿为阴邪，重浊黏滞趋下，易使气机困阻，脾被湿困而失于健运，无法统摄津液的输布，从而郁结生热，痹阻于脉，导致血脉瘀滞，湿热痰瘀着而不去，终成脉络积。临床以下肢发凉、麻木、沉重感、刺痛感、间歇性跛行及静息痛为主要证候。疾病后期可出现足趾末端冰冷、发绀和慢性缺血性溃疡，甚至出现坏疽、舌质红、苔黄腻、脉濡数或滑数等症状。

二、运用软坚散结法防治动脉粥样硬化

气滞血瘀、痰瘀互结是动脉粥样硬化的基本病机。痰浊、瘀血既是动脉粥样硬化病变的始动因子，又是新的致病因子。因此，治疗此病的关键为早治，在重视活血化痰、益气通脉的基础上，更应注重软坚散结法的应用。软坚散结可以促进活血化痰，活血化痰也有助于软坚散结，益气通脉亦可增加活血化痰的作用，从而阻止动脉粥样硬化的形成及减缓动脉粥样硬化的发展速度。

1. **以软坚散结药为主治疗动脉粥样硬化**

鳖甲具有软坚散结、滋阴清热和潜阳息风的作用。现代药理研究证实：鳖甲具有强壮作用和免疫促进作用，能抑制结缔组织的增生，消除结块；鳖甲还具有增加血浆蛋白的作用，可用于治疗肝病所致的贫血。

2. **重视运用破血药以活血化瘀、软坚散结**

三棱、莪术的功能为破血行气、消积止痛。有实验用小鼠研究三棱的活血作用，结果表明三棱水煎剂给药有抑制血小板聚集、延长血栓形成时间、缩短血栓长度和减轻血栓质量的作用，还有延长凝血酶原时间、增加部分凝血活酶及降低全血黏度的作用，该结果为传统的活血化瘀药提供了理论依据。实验中还发现荆三棱抑制血栓形成、降低全血黏度的作用强于三棱本品，而三棱本品抑制血小板聚集的作用强

于荆三棱。有研究发现，莪术增加股动脉血流量的作用在活血化瘀药中最强，可使血流量峰值增加252%，用药10分钟后可使血流量增加36%，同时使血管阻力减少66.4%。以莪术油注射液静脉滴注治疗有血栓闭塞性脉管炎的血瘀患者，随着患者临床症状的减轻，肢体血流图也可见到明显改善迹象。在临床诊治动脉粥样硬化病变（如冠心病心绞痛、脑梗死、颈动脉粥样硬化等疾病）时广泛应用三棱、莪术以活血化瘀、软坚消积，能够取得满意的疗效。

3. 重视运用化痰祛湿、软坚消积之法

动脉粥样硬化病变中痰之所成，因瘀血郁久化热或消渴燥热，炼津为痰；或脾虚气弱，健运失司，无力输布运化，水湿内生，聚而为痰。故病变早期多为痰热实证，随着病情进展，痰热实证转为虚实夹杂证。日久痰浊与瘀血搏结，沉积于脉络，致使脉络不畅，形成脉络积。单用化痰祛湿之药（如陈皮、半夏、茯苓等）力不足矣，故多用枳实、胆南星等化痰软坚之药，伍以活血化瘀、软坚消积之药，共奏活血化痰、软坚消积之效。现代药理研究发现枳实具有明显的抗血栓、抗血小板聚集、减少红细胞聚集的作用。近年来，有研究者从天南星中分解出一种外源性凝集素，它能凝聚兔子的红细胞。此外，杨中林等的凝血实验表明，各种天南星炮制品的水浸液对延长小鼠的凝血时间具有显著作用。

4. 重视运用虫类药物息风通络

根据动脉粥样硬化脉络瘀阻、痰瘀互结的病机，加用虫类药物。虫类通络药性善走窜，剔邪搜络，是中医治疗脉络瘀阻的一类独特药物。久病久瘀入络，凝痰夹瘀混处络中，非草木药物之攻逐可以奏效，虫类通络药则独擅良能，同时可以增强活血化瘀药物的作用。动脉粥样硬化的用药规律，表现为：轻者搜风通络，药用全蝎、地龙等搜风解痉通络；重者剔除络瘀，用于脉络瘀阻，药用水蛭、土鳖虫等剔除络瘀。

现代药理学对虫类通络药物治疗动脉粥样硬化有很深入的研究，如有报道称全蝎活性成分能增加冠状动脉血流量，改善房性、室性期前收缩。全蝎头部和四肢的提取液对心脏收缩有抑制作用，其尾部的提取液对离体心脏收缩有兴奋作用，蝎毒可一定程度地延缓动脉粥样硬化进程。韩正雪以大鼠血浆中血小板的聚集率为考察指标，研究地龙酒制剂对动物血小板聚集的影响。结果显示，地龙酒制剂可明显抑制由腺苷二磷酸（ADP）、花生四烯酸（AA）、血小板活化因子（PAF）诱导的血小板聚集作用，其中高、中剂量组的抑制作用均强于临床常用药阿司匹林，但其对血小板抑制作用的有效成分及机制需进一步研究。李凤文等的研究显示，水蛭对血瘀模型动物的血管内皮损伤有恢复作用，通过保护血管内皮，可以增强血管的运动功能，并降低血管通透性。柴连琴等通过克隆土鳖虫类胰蛋白酶样丝氨酸蛋白酶分子，构建原核重组表达载体，获得了具有溶栓活性的蛋白质。

《临证指南医案》载"用苦辛和芳香，以通络脉"。对久病久痛络脉瘀阻诸证，我们推崇张仲景虫药通络之法。虫药"飞者升，走者降，灵动迅速"，功专"追拔沉混气血之邪""搜剔络中混处之邪"，使虫类通络药物治疗成为络病治疗的一个显著特色。

5. 在活血化痰、软坚消积的基础上重视扶正

《本草经疏》曰："京三棱……从血药则治血，从气药则治气。老癖症瘕，积聚结块，未有不由血瘀、气结、食停所致，苦能泄而辛能散，甘能和而入脾，血属阴而有形，此所以能治一切凝结停滞有形之坚积也……洁古谓其……能泻真气，真气虚者勿用，此见谛之言也。故凡用以消导，必资人参、芍药、地黄之力，而后可以无弊，观东垣五积方皆有人参，意可知已。何者？盖积聚症瘕，必由元气不足，不能运化流行致之，欲其消也，必借脾胃气旺，方能渐渐消磨开散，以收平复之功，如只一味专用克削，则脾胃之气愈弱，后天之气益亏，将见故者不去，新者复至矣。戒之哉。"由此，我们加用石斛滋养胃阴，益气补肾，顾护后天之本。《本草纲目》曰："石斛……补五脏虚劳羸瘦……益气除热，治男子腰脚软弱……补肾益力。"石斛的功能为生津益胃、滋阴清热、益气补肾、明目强腰，可监制鳖甲、三棱、莪术、枳实、制胆南星的破气作用，防止损伤正气。现代药理实验证明：石斛

浸膏能刺激实验动物的小肠平滑肌收缩，促进胃液分泌，帮助消化，可以防止其他药对胃肠的损伤；另外石斛碱有升高血糖、降低血压的作用，对于治疗动脉粥样硬化也有一定功效。

《神农本草经》曰："人参，味甘，微寒。主补五脏，安精神，定魂魄，止惊悸，除邪气，明目，开心益智。久服轻身延年。"《本草正义》描述："潞党参……力能补脾养胃，润肺生津，健运中气，本与人参不甚相远。其尤可贵者，则健脾运而不燥，滋胃阴而不滞，润肺而不犯寒凉，养血而不偏滋腻，鼓舞清阳，振动中气，而无刚燥之弊……尤为得中和之正。"党参性甘、平，功能为健脾益肺、养血生津，主要用于脾肺气虚、食少倦怠、咳嗽虚喘、气血不足等症。20世纪80年代，曾有多名学者报道过党参在抑制血小板聚集方面的作用。此外，党参还具有改善机体微循环的作用，可明显改善机体血液流变学，降低红细胞的硬化指数，并对体外试验性血栓形成有明显的抑制作用。另外，君药鳖甲有滋阴、扶助正气的作用。

综合上述认识，笔者组成心脉康方加减来实现软坚散结法的思想，开展动脉粥样硬化防治研究。

三、分证论治

1. 气机郁滞，痰瘀互结

【证候】眩晕，头痛，胸胁胀闷，走窜疼痛，心前区刺痛，心烦不安，舌质紫暗或暗红，舌尖边有瘀点或瘀斑，脉弦或沉涩。

【证候分析】气与血的关系为相互滋生、相互维系，气能摄血，血能载气，即气为血之帅，血为气之母。《临证指南医案》曰："在血分者，则必兼乎气治，所谓气行则血随之是也。若症之实者，气滞血凝，通其气而散其血则愈。"可见，气血的运行是相辅相成的，血的运行必须在气的推动作用下进行。气鼓动无力，血行不畅，瘀滞管腔，气滞血瘀于脉府。气不行津，津液停聚，聚湿生痰，血涩不行，停而为瘀，致痰瘀互结，终成脉络积。舌质紫暗或暗红、舌尖边有瘀点或瘀斑、脉弦或沉涩为气机郁滞、痰瘀互结之象。

【治法】疏肝行气，软坚散结。

【方药】心脉康方合四逆散加减，药用鳖甲、三棱、莪术、枳实、制胆南星、石斛、柴胡、芍药、甘草、水蛭。

【加减】口苦舌尖红，兼有热象者，加黄芩清泻肝热；兼有脾虚纳差者，加党参、白术、鸡内金等健脾益胃。

2. 气虚血瘀，痰聚脉络

【证候】心悸，胸闷，眩晕，气短，乏力，神疲，声低懒言，自汗，面色淡白，舌淡苔白或唇舌淡紫，脉弱或结或代。

【证候分析】王清任《医林改错》曰："元气既虚，必不能达于血管，血管无气，必停留而瘀。"禀赋不足或病久体虚导致心脾气血亏虚，心气不足或心阳不振，血脉失于温煦而痹阻不畅，阴寒之邪乘虚侵蚀，寒凝气滞，导致血脉瘀滞。脾虚不能运化水湿，聚而为痰，痰瘀互结，痹阻于脉。诸因素损伤脉络，痰瘀着而不去，终成脉络积。舌淡苔白或唇舌淡紫、脉弱或结或代为气虚血瘀、痰聚脉络之象。

【治法】补气活血，软坚散结。

【方药】心脉康方合保元汤加减，药用鳖甲、三棱、莪术、枳实、制胆南星、石斛、黄芪、党参、肉桂、甘草、全蝎。

【加减】纳呆食少者，加鸡内金、炒麦芽、生山楂；气虚重者，增加黄芪用量，兼加白术、五指毛桃等；痰瘀不散，疼痛者，加地龙、水蛭、土鳖虫、全蝎。

3. 阳虚痰壅，络脉瘀滞

【证候】眩晕，头痛，胸闷心悸，畏寒肢冷，口淡不渴，肢体浮肿，气喘，小便不利，神疲乏力，腰膝酸软，唇甲青紫，舌淡紫，苔白滑，脉弱。

【证候分析】阳气亏虚，机体失于温煦，不能抵御阴寒之气，不能蒸化水湿，气血运行受阻，聚而成痰，血行不畅，瘀滞管腔，痰瘀互结，着而不去，终成脉络积。舌淡紫、苔白滑、脉弱为阳虚痰壅、络脉瘀滞之象。

【治法】益气温阳，活血通络。

【方药】心脉康方合参附汤或心脉康方合右归丸加减，药用鳖甲、三棱、莪术、枳实、制胆南星、石斛、党参、附子、甘草、水蛭、全蝎等，或鳖甲、三棱、莪术、枳实、制胆南星、石斛、熟地黄、附子、肉桂、山药、山茱萸、菟丝子、鹿角胶、枸杞子、当归、杜仲、水蛭、全蝎等。

【加减】小便清长量多者，加菟丝子、补骨脂温固下元；喘促，汗出，脉虚浮而数者，加蛤蚧、五味子、煅牡蛎等；气短声弱，气虚甚者，加黄芪、白术健脾补气。

4. 阴虚火旺，痰阻血瘀

【证候】眩晕，耳鸣，腰膝酸软，五心烦热，健忘，胁痛，口燥咽干，失眠多梦，低热，颧红，男子遗精，女子月经量少，舌红，苔少，脉细数或细涩。

【证候分析】动脉粥样硬化多见于中老年人，《素问·阴阳应象大论》云："年四十，而阴气自半也，起居衰矣。"肝肾两脏同源，又名"乙癸同源"，两者相互影响，共同主宰着人之阴精的盈亏充乏。年老体虚者，肾精亏虚，肝阴不足，髓海渐空，脏腑功能减退，气血运行失常，水液代谢障碍，痰瘀易生，痹阻于脉络，形成脉络积。舌红、苔少、脉细数或细涩为阴虚火旺、痰阻血瘀之象。

【治法】益气养阴，活血化痰。

【方药】心脉康方合生脉散加减，药用鳖甲、三棱、莪术、枳实、制胆南星、石斛、党参、麦冬、五味子、土鳖虫、地龙等。

【加减】精气亏虚较重者，加何首乌、天冬、阿胶等；

伴有气虚者，加黄芪、白术。

5. 气血亏虚，痰瘀成积

【证候】面白无华，心悸心慌，眩晕，多梦，健忘，肢体麻木，视物模糊，肢体震颤，女子月经量少色淡，爪甲不荣，舌质淡，苔白，脉细或细滑或细涩。

【证候分析】血液亏虚，脉络空虚，可由失血过多、久病阴血虚耗或脾胃功能失常，水谷精微不能化生血液所致。由于气与血有密切关系，故血虚每易引起气虚，而气虚则鼓动无力，血行不畅，瘀滞脉管，同时可导致痰湿阻滞，痰瘀互结，凝聚不散，久而终成脉络积。舌质淡、苔白、脉细或细滑或细涩为气血亏虚、痰瘀成积之象。

【治法】大补气血，活血削坚。

【方药】心脉康方合八珍汤加减，药用鳖甲、三棱、莪术、枳实、制胆南星、石斛、党参、白术、白茯苓、当归、川芎、白芍、熟地黄、甘草、全蝎、水蛭。

【加减】如气损及阳而见虚寒证，可于方中加鹿茸、巴戟天或肉桂等，以温养肾气，鼓舞气血。但须注意用药宜温而柔润不燥，以防动血。

6. 湿浊郁热，络脉瘀滞

【证候】下肢发凉，麻木，沉重感，刺痛感，间歇性跛行及静息痛。疾病后期可出现足趾末端冰冷、发绀，慢性缺血性溃疡，甚至坏疽，舌质红，苔黄腻，脉濡数或滑数。

【证候分析】由于瘀血阻滞经络，经络不通，津液输布失调，形成痰湿，使痰瘀互结。湿为阴邪，重浊黏滞趋下，易使气机困阻，脾被湿困而失于健运，无法统摄津液的输布，从而郁结生热，痹阻于脉，导致血脉瘀滞，湿热痰瘀着而不去，终成脉络积。舌质红、苔黄腻、脉濡数或滑数为湿浊郁热、络脉瘀滞之象。

【治法】清热燥湿，活血消结。

【方药】心脉康方合四妙丸加减，药用鳖甲、三棱、莪术、枳实、制胆南星、石斛、黄柏、苍术、牛膝、土鳖虫、水蛭、地龙。

【加减】伴大便秘结者，加大黄、芒硝通腑泻热；痛甚者，加地龙、全蝎通络止痛。

四、方药探讨

1. 方药分析

基于以上认识，用以软坚散结法为主的心脉康方加通络补益药物治疗动脉粥样硬化患者，探讨软坚散结法在动脉粥样硬化治疗中的作用。主要包括鳖甲、三棱、莪术、枳实、胆南星、全蝎、地龙、水蛭、土鳖虫、石斛、党参等药物，其性味归经及功效主治分析如下。

（1）鳖甲

味咸，性平。主心腹症瘕坚积，寒热，去痞息肉，阴蚀，痔恶肉，生池泽。鳖甲为传统中药，被列为药食两用的中药品种。它始载于《神农本草经》，被列为中品，历代本草多有收载。鳖甲具有滋阴潜阳、软坚散结、退热除蒸的功效，主治阴虚发热、劳热骨蒸、症瘕、虚风内动、久疟疟母、经闭等病症。《本草经集注》曰："主治心腹症瘕，坚积，寒热，去痞，息肉，阴蚀，痔，恶肉。治温疟，血瘕，腰痛，小儿胁下坚。"《雷公炮制药性解》曰："入肺、脾二经。主骨蒸劳嗽，积聚症瘕，息肉阴蚀痔瘘，疮肿瘀血，催生堕胎，妇人五色漏下，九肋者佳。童便浸一宿，滤起酥炙用。"《本草经解》曰："主心腹症瘕，坚积寒热，去痞疾息肉、阴蚀、痔核、恶肉。醋炙。鳖甲气平，禀天秋收之金气，入手太阴肺经；味咸无毒，得地北方之水味，入足少阴肾经。气味俱降，阴也。心腹者，厥阴肝经经行之地也，积而有形可征谓之症，假物而成者谓之瘕。坚硬之积，致发寒热，厥阴肝气凝聚，十分亢矣。鳖甲气平入肺，肺平可以制肝，味咸可以软坚，所以主之也。痞者肝气滞也，咸平能制肝而软坚，故亦主之。息肉、阴蚀、痔、恶肉，一生于鼻，鼻者肺之窍也；一生于二便，二便肾之窍也。入肺肾而软坚，所以消一切恶肉也。"《长沙药解》曰："破症瘕而消凝瘀，调痈疽而排脓血。"

(2) 三棱

味苦，性平，无毒，归肺、脾经。三棱具有破血行气、消积止痛的功效，主治症瘕痞块、痛经、瘀血经闭、胸痹心痛、食积胀痛等病症。《雷公炮制药性解》曰："主行气行血，多年症癖如石能消为水。面裹煨，醋炒用……三棱为血中气药，脾裹血，肺主气，宜并入焉。盖血随气行，气聚则血不流，故生症癖之患，非三棱不治。"《玉楸药解》曰："破滞行瘀，消积化块。三棱磨积聚症瘕，善破老血，通经利气，下乳堕胎，止经产心腹诸痛，消跌扑损伤诸瘀，软疮疡痈肿坚硬。"

（3）莪术

味辛、苦，性温，归肝、脾经。莪术具有破血行气、消积止痛的功效，主治血瘀腹痛、肝脾肿大、心腹胀痛、积聚、妇女血瘀经闭、跌打损伤作痛等病症。莪术还具有消食化积的功效，可用于治疗饮食积滞之胃腹胀痛，常配焦麦芽、焦槟榔等药。

（4）枳实

味苦、辛、酸，性微寒，归脾、胃经。枳实具有破气消积、化痰散痞的功效，主治积滞内停、痞满胀痛、泻痢后重、大便不通、痰滞气阻、胸痹、结胸、脏器下垂等病症。《神农本草经》曰："主大风在皮肤中如麻豆苦痒，除寒热结，止痢，长肌肉，利五脏，益气轻身。"《本草经集注》曰："除胸胁痰癖，逐停水，破结实，消胀满、心下急、痞痛、逆气、胁风痛，安胃气，止溏泄，明目。"《雷公炮制药性解》曰："主消胸中之痞满，逐心下之停水，化日久之稠痰，削年深之坚积，除腹胀，消宿食，定喘咳，下气逆。麸炒用……枳实，即枳壳之小者，苦宜于心，脾者心之子也，故并入之。"《本草经解》曰："枳实气寒，禀天冬寒之水气，入足太阳寒水膀胱经、手太阳寒水小肠经；味苦无毒，得地南方之火味，入手少阳相火三焦。气味俱降，阴也。太阳主表，经行身表，为外藩者也，大风在皮肤中如麻豆苦痒者，皮毛患大麻风也，其主之者，枳实入太阳，苦寒清湿热也。小肠为寒水之经、丙火之腑，寒热结者，寒热之邪结于小肠也，其主之者，苦以泄结也。小肠为受盛之腑，化物出焉，受物不化，则滞而成痢，枳实苦寒下泄，所以止痢。太阴脾主肌肉，乃湿土之脏也，土湿则脾困，而肌肉不生，枳实入小肠膀胱，苦寒清湿热，所以脾土燥而肌肉长也。三焦，人身一大腔子也，苦寒清三焦之相火，火息则阴足，而五脏皆安也。益气者，枳实泄滞气，而正气受益也。轻身者，邪去积消，则正气流通而身轻也。"《长沙药解》曰："泻痞满而去湿，消陈宿而还清。"

（5）胆南星

味苦、微辛，性凉，归肺、肝、脾经。胆南星具有清热化痰、息风定惊的功效，主治痰热咳嗽、咳痰黄稠、中风痰迷、癫狂惊痫等病症。《中药大辞典》指出，胆南星可清火化痰，镇惊定痫。胆南星的炮制历史悠久，可以追溯到宋代，最初的炮制方法是牛胆汁制，见于《小儿药证直诀》中的"腊月酿牛胆中阴干百日"。《太平惠民和剂局方》中载有牛胆汁制饼法："汤洗，焙，为末，用牛胆和作饼，焙热。"明代多沿用此法制备胆南星。《景岳全书·本草正》曰："胆星，七制九制者方佳……较之南星，味苦性凉，故善解风痰热滞。"《本草汇言》曰："天南星……前人以牛胆制之，名曰胆星。牛胆苦寒而润，有益肝镇惊之功，制星之燥而使不毒。"《药品化义》曰："胆星，意不重南星而重胆汁，借星以收取汁用，非如他药监制也，故必须九制则纯。是汁色染为黄，味变为苦，性化为凉，专入肝胆……假胆以清胆气，星以豁结气，大能益肝镇惊……《本草》言其功如牛黄者，即胆汁之精华耳。"近代医家张寿颐曰："天南星……非制透不可用。其生者仅可为止血定痛消肿外敷药料中之辅佐品。后世盛行牛胆制法，今已久为通用之品，则取用其开宣化痰之长，而去其峻烈伤阴之弊。古称南星大毒，然如此用之，已可谓之无毒，法至善也。但市肆中之所谓陈胆星者，形色亦颇不一，惟以黑色而润、颇有膏泽者为佳，其枯硬干燥者，亦不堪用。"

（6）全蝎

味辛，性平，有毒，归肝经。全蝎具有息风镇痉、通络止痛、攻毒散结的功效，主治肝风内动、痉挛抽搐、小儿惊风、中风口㖞、半身不遂、破伤风、风湿顽痹、偏正头痛、疮疡、瘰疬等病症。《雷公炮制药性解》曰："主小儿风痫手足抽掣，大人中风口眼㖞斜，风痰耳聋，风毒瘾疹。出青州，紧小者良。去盐土，炙黄用……蝎之主疗，莫非风证，肝为巽风，宜独入之。"《玉楸药解》曰："穿筋透节，逐湿除风。全蝎燥湿驱风，治中风㖞斜瘫痪、小儿惊搐、女子带下诸证。此亦庸工习用之物。诸如此种，大方之家，概不取也。"

（7）地龙

味咸，性寒，归肝、脾、膀胱经。地龙具有清热息风、通络、平喘、利尿的功效，主治高热惊痫、癫狂、痹病及半身不遂、肺热哮喘、热结膀胱、小便不利或尿闭不通等病症。《神农本草经》曰："主蛇瘕，去三虫，伏尸，鬼注，蛊毒，杀长虫，仍自化作水。"《本草纲目》曰："主伤寒，疟疾，大热狂烦，及大人、小儿小便不通，急慢惊风，历节风痛……性寒而下行，性寒故能解诸热疾，下行故能利小便，治足疾而通经络也。"

（8）水蛭

味咸、苦，性平，有小毒，归肝经。水蛭具有破血通经、逐瘀消症的功效，主治血瘀经闭、症瘕痞块、中风偏瘫、跌扑损伤等病症。《神农本草经》曰："主逐恶血，瘀血，月闭，破血瘕积聚，无子，利水道。"《长沙药解》曰："善破积血，能化坚症。"唐代医家苏恭曰："有水蛭、草蛭，大者长尺许，并能咂牛、马、人血。今俗多取水中小者，用之大效，不必食人血满腹者。其草蛭在深山草上，人行即着胫股，不觉入于肉中，产育为害，山人自有疗法。"

（9）土鳖虫

味咸，性寒，有小毒，归肝经。土鳖虫具有破瘀血，续筋骨的功效，主治筋骨折伤、瘀血经闭、症瘕痞块等病症。《神农本草经》曰："主治心腹寒热洗洗，血积症瘕，破坚，下血闭，生子大良。"《雷公炮制药性解》曰："主留血壅瘀、心腹寒热洗洗，祛坚积症瘕，下乳通经……土鳖专主血证，心主血，肝藏血，脾裹血，故三入之。"《长沙药解》曰："善化瘀血，最补损伤。"

（10）石斛

味甘，性微寒，归胃、肾经。石斛具有益胃生津、滋阴清热的功效，主治阴伤津亏、口干烦渴、食少干呕、病后虚热、目暗不明等病症。《神农本草经》曰："主伤中，除痹，下气，补五脏虚劳、羸瘦，强阴。久服厚肠胃，轻身延年。"《本草经集注》曰："益精，补内绝不足，平胃气，长肌肉，逐皮肤邪热痱气，脚膝疼冷痹弱。久服厚肠胃，轻身延年，定志除惊。"《雷公炮制药性解》曰："补虚羸，暖水脏，填精髓，强筋骨，平胃气，逐皮肤邪热，疗脚膝冷痹，久服厚肠胃，定志除惊。去根，酒浸一宿，曝干，酥炙用。陆英为使，恶寒水食、巴豆，畏僵蚕、雷丸……石斛入肾，则专主下部矣；而又入胃者，盖以其味甘耳。助肾而不伤于热，平胃而不伤于燥故也。"《本草经解》曰："石斛气平，禀天秋降之金气，入手太阴肺经；味甘无毒，得地中正之土味，入足太阴脾经；甘平为金土之气味，入足阳明胃、手阳明大肠经。气降味和，阴也。阴者，中之守也，阴虚则伤中。甘平益阴，故主伤中。痹者，闭也，血枯而涩，则麻木而痹。甘平益血，故又除痹。肺主气，肺热则气上，气平清肺，所以下气。五脏藏阴者也，阴虚则五脏俱虚，而不胜作劳，劳则愈伤其真气矣。五脏之阴，脾为之原，脾主肌肉，故五脏虚劳，则肌肉消瘦也。甘平益阴，所以主虚劳而生肌肉也。阴者，宗筋也，太阴、阳明之所合也；石斛味甘益脾胃，所以强阴。精者，阴气之英华也，甘平滋阴，所以益精。肠者，手阳明大肠也；胃者，足阳明胃也。手足阳明属燥金，燥则肠胃薄矣；久服甘平清润，则阳明不燥，而肠胃厚矣。"《玉楸药解》曰："降冲泻湿，壮骨强筋。石斛下气通关，泻湿逐痹，温肾壮阳，暖腰健膝，治发热自汗，排痈疽脓血，疗阴囊湿痒，通小便淋漓。"

（11）党参

味甘，性平，归脾、肺经。党参具有补中益气、和胃生津、祛痰止咳的功效，主治脾虚食少便溏、四肢无力、心悸、气短、口干、自汗、脱肛、阴挺等病症。《本经逢原》曰："产山西太行山者，名上党人参。虽无甘温峻补之功，却有甘平清肺之力，亦不似沙参之性寒专泄肺气也。"《得配本草》曰："上党参……得黄芪实卫，配石莲止痢，君当归活血，佐枣仁补心。补肺蜜拌蒸熟；补脾恐其气滞，加桑皮数分，或加广皮亦可。"《本草正义》曰："潞党参……力能补脾养胃，润肺生津，健运中气，本与人参不甚相远。其尤可贵者，则健脾运而不燥，滋胃阴而不滞，润肺而不犯寒凉，养血而不偏滋腻，鼓舞清阳，振动中气，而无刚燥之弊……且较诸辽参之力量厚重而少偏于阴柔，高丽参之气味雄壮而微嫌于刚烈者，尤为得中和之正。宜乎五脏交受其养，而无往不宜也。特力量较为薄弱，不能持久，凡病后元虚，每服二三钱，止足振动其一日之神气，则信乎和平中正之规模亦有不耐悠久者。然补助中州而润泽四隅……故凡古今成方之所用人参，无不可以潞党参当之，即凡百证治之应用人参者，亦无不可以潞党参投之。"

2. 现代药理研究

（1）鳖甲

鳖甲中主要含动物胶、角蛋白、碘质、维生素D、磷酸钙、碳酸钙等成分，且富含17种氨基酸。从鳖甲中提取的有效成分除鳖甲多糖外，还有多种微量元素。鳖甲具有以下作用：

①抗肝硬化、保肝作用。鳖甲能通过抑制纤维化增生刺激因子和结缔组织增生，达到促进肝细胞修复和再生的目

的。检测服用鳖甲类制剂患者的肝纤维化指标和超声影像学指标，能够发现其血清肝硬化指标和影像学指标明显好转，说明鳖甲临床抗肝纤维化效果显著。②抗乙肝病毒作用。鳖甲的软坚散结作用可阻止肝纤维化的发展，改善肝内血液循环，降解和吸收肝内沉积的网状纤维，抑制肝星状细胞的增殖，对已形成的肝硬化组织进行逆转，控制病情，具有良好的临床疗效。③抗骨质疏松作用。鳖甲的超微细粉，有提高骨密度的功能，在钙表观吸收率和提高骨密度及股骨骨钙含量方面优于碳酸钙，说明鳖甲可以增加骨钙素的表达量。④肿瘤辅助治疗作用。在对抗肺癌骨转移的临床处方中，鳖甲复方制剂可明显缓解疾病疼痛，明显减少放化疗等治疗引起的不良反应，提高患者的活动能力，改善生活质量，并对患者预后有较好的改善作用，延长了患者的生存期。鳖甲治疗组患者的生存期显著高于临床对照组，两者的差异具有统计学意义，且鳖甲复方制剂的毒副作用大大降低，对肿瘤患者的临床康复有积极的治疗和改善作用。⑤免疫调节作用。鳖甲多糖在药理学实验中也表现出对免疫功能的影响。有实验表明，鳖甲多糖能明显增加免疫抑制实验动物的胸腺和脾脏指数，而且常规剂量的鳖甲多糖能使免疫抑制的小鼠胸腺和脾脏指数恢复到正常水平，表明鳖甲多糖的作用有浓度-剂量效应，对提高实验动物的非特异性免疫功能有积极作用。

（2）三棱

三棱化学成分复杂，结构多样，目前三棱中已知的化学成分按其结构分类主要有挥发油、苯丙素类、黄酮类和生物碱类等物质，此外，还含有少量蒽醌、甾体及其他化学成分。三棱具有以下作用：

①对心脑血管系统的作用。三棱具有抑制血小板聚集及抗血栓的作用，其抗血小板活化和聚集的功能在抑制血栓形成过程中发挥重要的作用，具有该活性的药物常用于临床溶栓治疗；三棱具有抑制血管生成的作用，如肖渊等研究发现三棱对鸡胚绒毛尿囊膜新生血管的生成有明显的抑制作用；三棱还具有抗动脉粥样硬化的作用，三棱、莪术合用能不同程度地改善小鼠主动脉组织病变，同时显著降低斑块内细胞表面糖蛋白CD147表达水平，从而稳定斑块。三棱可使局灶性脑缺血/再灌注大鼠的海马CA1区的损伤程度明显改善，使神经元存活数增多，脑组织含水量降低。②抗炎、镇痛作用。马婧等研究发现，复方三棱胶囊对角叉菜胶所致的大鼠足肿胀、醋酸所致的小鼠腹腔毛细血管通透性降低、苯酚糊剂所致的输卵管化学腐蚀性炎症反应均具有明显的改善作用，同时可增强毛细血管通透性，这显示三棱具有抗炎活性。③抗肿瘤作用。李学臣等研究发现三棱水提物能够抑制H22荷瘤小鼠的肿瘤生长，抑瘤率随药物浓度的升高而升高；同时能使血清中TNF-α、白细胞介素-2（IL-2）水平升高，脾腺指数和胸腺指数明显降低。④抗氧化作用。有文献

表明，三棱总黄酮可以清除DPPH自由基、ABTS$^+$、羟基自由基、超氧阴离子等成分。此外，三棱醋酸乙酯提取部位及从三棱中分离得到的香草醛、对羟基肉桂酸、对羟基苯甲醛亦可清除DPPH自由基，半数抑制浓度（IC50）分别为24.37微摩/升、10.00微摩/升、1.59微摩/升、2.72微摩/升。

（3）莪术

近年来的研究发现：莪术挥发油具有抗肿瘤、抗病毒、抗菌、抗炎、抗早孕、降酶等功能；姜黄素具有抗癌、抗早孕、抗凝血、抗氧化和保肝等广泛的药理活性，且毒性较低。目前已从中分离出莪术醇、异莪术醇、莪术二酮、莪术烯醇等20多种成分。有学者认为莪术对血栓形成的某些阶段有影响，可对抗由ADP和肾上腺素所诱导的血小板凝聚时间的延长，并认为此作用是由姜黄素引起。莪术不同炮制品均有较强的抗血小板聚集及抗凝血作用，醋制后活血化瘀作用明显增强。

（4）枳实

枳实中主要含有生物碱类、黄酮类、挥发油类三类化学成分，其中黄酮类成分含量较高，占5%～28%。枳实具有以下作用：

①对心血管系统的作用。枳实提取物、枳实注射液及其有效成分［对羟福林（辛福林）和 N-甲基酪胺］有强心、增加心输出量、收缩血管、提高总外周阻力的作用，从而使

左心室压力和动脉血压上升。②对胃肠的作用。枳实的水煎剂、酊剂及流浸膏对小鼠、家兔的离体肠管及家兔的在体肠管均有抑制作用。水煎液使患有胃瘘、肠瘘的狗胃肠收缩节律有力，起到兴奋作用，但抑制狗的在体胃肠运动。枳实提取物对乙酰胆碱和组胺所致肠管收缩有明显的拮抗作用。③对子宫的作用。枳实与枳壳煎剂对小鼠的离体子宫，不论已孕或未孕，均呈抑制作用；对子宫瘘亦有显著的兴奋作用，能使子宫收缩有力，紧张性加强，甚至出现强直性收缩。枳实热水提取物对5-羟色胺引起的大鼠离体子宫收缩具有拮抗作用。④对中枢神经的作用。枳实提取物有明显的镇静作用，能使小鼠安静少动；虽无催眠作用，但与戊巴比妥钠催眠有协同作用。枳实提取物能使小鼠由醋酸引起的疼痛反应减轻，能降低家兔由伤寒菌苗引起的体温升高。亦有报告指出，枳实中的d-柠檬烯有中枢抑制作用。⑤利尿作用。有研究指出，使用枳实和N-甲基酪胺给狗静脉注射均有明显的增加尿量的作用，同时血压与肾血管阻力明显增高。该利尿作用可能是通过抑制肾小管重吸收等产生的，与肾血流量及肾滤过的变化无关。亦有报告认为，枳实是通过强心、收缩肾血管、增高滤过压而发挥排钠利尿作用的。

（5）胆南星

从胆南星中可分离得到10种化合物，分别鉴定为胆固醇、6-氧代-甘氨猪脱氧胆酸甲酯、鹅脱氧胆酸甲酯、猪脱氧胆酸甲酯、鹅脱氧胆酸、猪脱氧胆酸、甘氨猪脱氧胆酸甲酯、胆酸、甘氨猪脱氧胆酸、牛磺鹅脱氧胆酸。胆南星具有以下作用：

①抗惊厥作用。小鼠腹腔注射胆南星水煎剂3克/千克，可明显对抗士的宁、五甲烯四氮唑及咖啡因引起的惊厥，但不能对抗电休克的发作，且品种不同，其抗惊厥强度也有差异。但也有报告指出，胆南星不能对抗士的宁所致的惊厥和死亡，但能对抗烟碱所致的惊厥和死亡，能消除小鼠肌肉震颤症状。对于小鼠肌内注射破伤风毒素所致的惊厥，胆南星能起到延缓死亡的效果。②镇静、镇痛作用。兔及大鼠腹腔注射胆南星煎剂后，均出现活动减少、安静、翻正反射迟钝的表现。胆南星煎剂还能延长小鼠注射戊巴比妥钠后的睡眠时间，且有明显的镇痛作用。③祛痰作用。采用小鼠酚红排泄法进行实验，结果表明胆南星水剂有祛痰作用，自呼吸道排出酚红量分别为对照组的150%及给药组的170%。

（6）全蝎

全蝎的主要成分为蛋白质、磷脂、多糖、核苷类、多胺类等，包括蝎毒、甜菜碱、三甲胺、牛磺酸、卵磷脂等化学成分，其中蝎毒为其主要活性成分。全蝎具有以下作用：

①抗肿瘤作用。国内外学者对全蝎的抗肿瘤作用已经进行了广泛的研究，从全蝎提取液到全蝎酶解产物，从大分子蛋白质到小分子多肽，其抗肿瘤的作用不断得到证实。机制

主要有抑制肿瘤细胞增长、诱导其凋亡、抑制或上调基因表达、抑制血管生成、直接杀伤和增强细胞免疫力。②抗凝作用。全蝎抗凝的成分主要是蛋白质和多肽物质。赵检英等将50只健康新西兰白兔分成5组，通过制备血栓模型，观察全蝎纯化液对白兔的影响，结果显示全蝎纯化液各剂量组均可明显促进组织型纤溶酶原激活物（t-PA）的分泌，抑制血浆PAI-1活性，提示全蝎纯化液抗血栓的作用机制可能与其促纤溶作用相关。③对中枢神经的作用。全蝎息风止痉，为治疗痉挛抽搐的要药，具有镇静、抗惊厥、抗癫痫之效，蝎毒中含有多种蝎毒素，包括抗癫痫活性的多肽。④对心血管的作用。全蝎具有一定的降压作用，有报道称全蝎的活性成分能增加冠状动脉血流量，改善房性、室性期前收缩。全蝎头部和四肢的提取液对心脏收缩有抑制作用，其尾部的提取液对离体心脏收缩有兴奋作用，蝎毒可一定程度地延缓动脉粥样硬化进程。⑤止咳喘作用。李海燕等通过制备大鼠支气管哮喘模型（以卵蛋白致敏并长期吸入激发），发现全蝎-蜈蚣组支气管肺泡灌洗液中的细胞数量及嗜酸粒细胞、中性粒细胞的比例明显减少，提示全蝎可改善大鼠气道炎症。

（7）地龙

地龙的化学成分主要包括氨基酸类化合物、核苷类化合物、二肽类化合物、有机酸类化合物、无机元素及蛋白质类化合物等。地龙具有以下作用：

①抗炎镇痛作用。在醋酸致小鼠扭体反应和热板法致小鼠舔足实验中，可观察到地龙具有明显的镇痛效果。②治疗哮喘作用。王莉等以哮喘小鼠为动物模型，以肺组织平滑肌肌动蛋白-A（A-SMA）及纤维连接蛋白（FN）为研究指标，对地龙治疗哮喘的作用机制进行了探究。结果显示，在地龙大剂量组中，A-SMA及FN阳性表达、A-SMA mRNA及FN mRNA的表达与哮喘组相比较均显著降低。由此推测地龙治疗哮喘的作用机制为抑制A-SMA及FN的表达。③镇静催眠及抗惊厥作用。现代药理研究表明地龙对戊四唑引起的惊厥反应具有对抗作用。④抑制血小板聚集作用。韩正雪以大鼠血浆中血小板聚集率为考察指标，研究地龙酒制剂对动物血小板聚集的影响。结果显示，地龙酒制剂可明显抑制由ADP、AA、PAF诱导的血小板聚集，其中高、中剂量组的抑制作用均强于临床常用药阿司匹林组。⑤其他作用。唐鼎等研究报道，地龙具有降压、抗肺纤维化、抗菌、抗肝纤维化、提高红细胞变形率、抗肿瘤、收缩子宫平滑肌和修复神经细胞的作用。也有研究报道，地龙还具有抑制血管紧张素转化酶、增强巨噬细胞免疫活性等作用。临床常用于哮喘、带状疱疹、创面愈合、血栓类疾病、肾脏疾病及高血压等。

（8）水蛭

水蛭的主要活性成分为大分子类化合物，如水蛭素、肝素、组织胺、吻蛭素以及氨基酸等。水蛭素是目前鉴定出的最强的凝血酶特异性抑制剂。据文献报道，水蛭素是一种很容易变性的多肽类成分，只存在于水蛭的唾液腺中。水蛭中氨基酸含量高、种类多，已提取出的氨基酸有17种，其中大多是人体必需氨基酸，这些氨基酸直接参与合成各种酶和激素，进而调节代谢平衡。水蛭具有以下作用：

①抑制血小板聚集作用。凝血酶是作用最强的促进血小板激活的物质，水蛭素抑制凝血酶与血小板的结合及血小板受凝血酶刺激的释放，具有显著的抑制血小板聚集的作用。②抗凝作用。水蛭素作用在血液凝固的初始阶段，阻止凝血酶对纤维蛋白的聚合。③溶解血栓作用。水蛭素能活化纤溶系统，有效抑制游离的凝血酶和凝血块上的凝血酶，防止各类血栓的形成及延伸，改善血液流变学。

（9）土鳖虫

土鳖虫是一种传统的药食两用的中药材，化学成分复杂，富含多种活性蛋白、氨基酸、脂肪酸、生物碱以及脂溶性和水溶性元素等物质，具有广泛的药理作用。土鳖虫具有以下作用：

①抗肿瘤活性及抑制血管生成作用。新血管的生成是恶性肿瘤发展转移的重要生理过程，抑制这一过程能明显阻止肿瘤组织的发展和扩散转移。②抗凝血和抗血栓作用。黄镇林等以凝血酶原时间（PT）、活化部分凝血酶原时间（APTT）、凝血酶时间（TT）、纤维蛋白原含量（FIB）、

血小板聚集率及纤溶图参数为指标，评价土鳖虫抗凝组分F2-2在大鼠体内的抗凝药效，结果表明，F2-2可以显著抑制模型大鼠体内凝血酶原激活物的生成、降低纤维蛋白原的含量、抑制血小板聚集并降低血液凝固程度，具有良好的体内抗凝效果。③调节血脂作用：多项研究表明土鳖虫粉具有调节血脂的作用。④抗氧化、增强免疫、抗菌作用：李坤等提取了金边地鳖、中华真地鳖中的生物碱类物质，研究两种地鳖中各生物碱的抗菌活性，结果表明两种地鳖中各生物碱对金黄色葡萄球菌、大肠杆菌及枯草芽孢杆菌均有抑制作用，且呈现出明显的量效关系，并发现金边地鳖的抗菌活性成分高于中华真地鳖。

（10）石斛

近几十年来，国内外学者从40多种石斛属植物的药用部位中分离鉴定出约100种化合物，包括多糖、生物碱、黄酮、酚、萜、氨基酸、香豆素、鞣质、甾醇、微量元素等类化合物。近10年的文献表明，从石斛中发现的化学成分在增强免疫、缓解糖尿病及其并发症、抑制肿瘤、抗氧化、延缓衰老、护肝、抗炎、保护神经系统、保护心血管、改善肠胃功能、抗血管生成、改善过敏性皮肤炎体征、缓解疲劳、抗血小板凝集等方面具有药理作用。

（11）党参

党参属药用植物所含化学成分相似，主要有苯丙素类、聚炔类、萜及三萜皂苷类、生物碱、倍半萜内酯、甾醇、香豆素等多种类型的化学成分。现代药理研究表明，党参具有调节血糖、促进造血功能、降压、抗缺氧、耐疲劳、增强机体免疫力、延缓衰老、调节胃收缩及抗溃疡等多种作用。此外，党参还具有改善机体微循环的作用，可明显改善机体血液流变学，降低红细胞的硬化指数，并对体外试验性血栓的形成有明显的抑制作用。除以上作用外，党参还对机体的部分损伤有保护和抗炎作用；党参多糖除了能增强机体免疫力外，还具有抗应激和抗缺氧作用；党参中的糖类（多糖、单糖、双糖）、甾类、萜类、糖醛衍生物、水溶性生物碱等多种成分具有抗衰老作用。

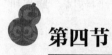

第四节

动脉粥样硬化典型医案选粹

一、心脉积

1. 病案一（冠心病—心脉积）

［初诊］

周某，男，66岁，于2019年8月5日初诊，一年多前反复胸闷，右侧甚，隐痛，无他处放射痛，活动后心悸气促。

该患者于2019年年初在外院住院期间行冠状动脉造影，结果显示：右冠优势型，左冠状动脉主干（LM）未见异常，冠状动脉左前阵支（LAD）近段可见30%狭窄，远段未见异常；左冠状动脉回旋支（LCX）近段未见异常，远段局限90%狭窄，TIMI血流3级；右冠状动脉（RCA）近段管壁不整，未见明显狭窄，TIMI血流3级。LCX远段病变全程，成功植入Xience 2.25毫米×18毫米药物洗脱支架一枚。

出院诊断为：①冠状动脉粥样硬化性心脏病（单支血管病变）；②神经根型颈椎病；③慢性胃炎。出院至今规律服用西药。

该患者现仍有胸闷痛，为间歇性发作，每次发作持续约5分钟，活动后心悸气促，神疲乏力，动则汗出，后枕部疼痛，痛连项背，腰酸腿软，口干口苦，饮水量多，咽中有痰，纳眠可，反酸嗳气，大便每天1~2次，质软，小便调，平素多思虑。舌淡暗，有瘀斑，苔薄黄腻，脉弦细涩。四诊合参，诊断为心脉积，辨证为气机郁滞，痰瘀互结，肝郁化热。以软坚散结、益气活血、疏肝清热为治疗原则，处方如下：

枳壳15克　白芍15克　甘草5克　陈皮10克

香附10克　熟党参30克　生牡蛎30克　三棱10克

醋莪术10克　地龙10克　制水蛭10克

中成药：心脉康片（一次3片，一天3次）。

［二诊］

该患者于2019年9月2日二诊，胸闷较前稍改善，仍有胸痛，间歇性发作，头部隐痛，以双颞部及后枕部为主，有昏沉感，双下肢麻木，口干口苦，饮水量多，纳眠一般，梦多，小便黄，大便调。舌淡暗，有瘀斑，苔薄黄，脉弦细涩。继续以软坚散结、益气活血为治疗原则，加强清热之力，处方如下：

栀子10克　柴胡10克　枳壳15克　白芍15克

甘草5克　熟党参30克　生牡蛎30克　三棱10克

莪术10克　水蛭10克　钩藤10克　川芎10克

麦冬15克　桑寄生15克　红花10克

中成药：心脉康片（一次3片，一天3次）。

[三诊]

该患者于2019年9月9日三诊，胸闷痛较前减轻，仍有少许头痛，神疲乏力，近期出现胃脘胀痛，反酸嗳气，纳可，睡眠欠佳，梦多，口干口苦较前减轻，饮水量一般，大便每天2～3次，稀烂如水，不黏腻，小便调。舌淡红偏暗，苔黄，脉弦细涩。治疗原则同前，加强清热行气之力，处方如下：

牡丹皮10克　栀子10克　甘草5克　青皮10克

陈皮10克　白术15克　生牡蛎30克　川芎10克

丹参15克　水蛭10克　夜交藤15克　西洋参10克

中成药：心脉康片（一次3片，一天3次）。

[四诊]

该患者于2019年9月23日四诊，胸闷痛较前明显减轻，活动后出现少许心悸，至外地旅游后有少许鼻塞，鼻干，偶有头晕，腹部少许胀痛，饱食后反酸嗳气，纳可，难入眠，大便干。舌淡红偏暗，苔黄，脉浮弦细。四诊合参，诊断出现新病——感冒（风燥型）。以"新病旧病，先治新病"为治疗原则，处方如下：

方一：

桑叶15克　苦杏仁10克　玄参15克　甘草5克

桔梗10克　薄荷6克（后下）　黄芩10克

姜厚朴10克　首乌藤15克　酒川芎10克　枳壳15克

方二：效不更方，同9月9日方。

先服方一，再服方二。

中成药：心脉康片（一次3片，一天3次）。

［五诊］

该患者于2019年10月30日五诊，仍有少许胸闷，活动后出现心悸，近2天劳累后出现左前胸区偶有隐痛，后枕部疼痛，双下肢乏力，少许口干口苦，饮水量一般，纳眠一般，大便黏腻，小便调。舌淡偏暗，苔薄黄，脉弦细。治疗原则同前，兼以扶正。以9月9日方为基础，去西洋参，加用熟党参30克、佩兰15克。

该患者因服用上述方药半年余，胸闷痛症状明显缓解，现可坚持每天游泳800米。

［按］

该患者因经皮冠脉介入术（PCI）后8个月余仍有胸闷痛症状来诊，根据主诉，诊断为心痛。叶小汉教授认为其痛有定处，病在血脉，结合其病理基础为有形可征，如《景岳全书·积聚》所述"由此言之，是坚硬不移者，本有形也，故有形者曰积"，亦属于脉络积·心脉积范畴，基本病机为痰瘀互结，同时咽中有痰、舌暗、有瘀斑、苔腻、脉涩等症可佐证痰瘀互结。此外，患者有活动后心悸气促的表现，叶小汉教授认为，体力活动在行气活血的同时，也易耗气动血，故活动后出现的症状皆属于虚证一类，再结合神疲乏力、腰酸腿软、舌淡、脉细等症状，考虑为气虚，气虚不能卫外，故见动则大汗淋漓；患者平素多思，叶小汉教授认为PCI术后患者常有情绪抑郁、焦虑等情况，再结合弦脉、口干口苦、饮水量多、苔黄等症状，故考虑为在气虚痰瘀互结的基础上兼有肝郁化热。项背疼痛考虑为颈椎病所致，也可为痰瘀互结阻络所致，建议患者配合针灸、理疗、功能锻炼等康复疗法。因此，以软坚散结、益气活血、疏肝清热为主要治疗原则，但考虑到初诊时患者以胸闷痛为主要症状，故现以攻邪为主要治疗原则，辅以扶正，予中成药心脉康片口服以软坚散结、化痰散瘀，予汤剂四逆散加减以疏肝解郁、行气宽胸。方中运用大量活血化瘀之品，醋莪术偏入气分，三棱偏入血分，两药相合，可增强活血化瘀之力；两味虫类药力峻效宏，地龙长于化经络之痰，通经活络，制水蛭长于破血通经，逐瘀消症；再加用熟党参等补益气血之品，更有助于益气，以行气活血，防活血破瘀太过而有伤气血之虞。

二诊时，患者胸闷症状稍缓解，效不更法，故于原方上加减。患者咽中有痰，苔腻等痰结之象较前减轻，故去地龙，加用红花活血化瘀；患者小便黄，苔薄黄，热象仍较为明显，口干口苦，饮水量多为热灼津液的表现，梦多为魂不定的表现，肝主魂，故多为肝热所致，应加强清热滋阴之力，加用栀子清泻三焦之火，麦冬滋养心阴；因患者现仍有头隐痛、双下肢麻木等症状，故加用桑寄生补益肝肾，钩藤、川芎两药上行头目，以止头痛。

三诊时，患者胸闷痛症状进一步减轻，新增胃脘痛症状，结合口干口苦、梦多、苔黄等热象，考虑为肝郁化热，肝胃不和所致，故改用化肝煎加减，增强行气清热之力，以达疏肝清热、理气和胃止痛之效。化肝煎出自《景岳全书·寒阵》，主治怒气伤肝、气逆动火导致的烦热胁痛、胀满动血等症状，方中牡丹皮清热凉血、活血化瘀、除烦热，青皮破滞消坚、除痰消痞，陈皮健脾理气、燥湿化痰，栀子泻火除烦，白术健脾益气、化痰除湿，川芎、丹参活血化瘀通经，水蛭破血通经、逐瘀消症，生牡蛎镇肝潜阳，软坚散结，佐以西洋参补益气阴、夜交藤补益肝肾，为顾护正气，防止祛邪之力过强而有伤正之虞，故以甘草调和诸药。因大便稀烂如水，故暂不予莪术、三棱、地龙等破血之品入汤剂，防止峻猛太过而损伤脾胃之气。

四诊时，患者因外出旅游不慎着凉，叶小汉教授认为，新病旧病同在，应先治新病。因患者平素正气不足，不慎外感，出现鼻干、大便干、脉浮细等症状，再结合当时的节气，考虑为风燥型感冒，故予桑杏汤加减以润肺解表。因患者胸闷症状较前明显缓解，故效不更方，待患者外感症状缓解后继续予9月9日方服用。

五诊时，患者症状较初诊时明显缓解，结合脉象现无涩感，考虑现治疗方案有效。患者近期于劳累后出现胸痛，结合双下肢乏力的症状，考虑为气虚不足以鼓动全身气血运行所致，故重用熟党参以补益气血；因大便黏腻，考虑患者存在脾虚湿盛证，故加用佩兰健脾化湿。

［总结］

纵观此例，患者于PCI术后1年，规律服用西药，效果不理想，仍有胸闷痛，经四诊合参，叶小汉教授认为其属于心脉积范畴，辨证为气虚痰瘀互结，肝郁化热。以心脉康片为底方，并根据患者肝郁化热的情况，以疏肝清热为治疗原则，先后予四逆散加减及化肝煎加减，再辅以破血通瘀力强之莪术、三棱、地龙、水蛭等药物，服药已有3个月，症状逐步减轻。此病例给予我们的启发有以下几点：①对于脉络积，可灵活运用虫类药以破血消癥，如土鳖虫、水蛭、地龙等；同时应顾护正气，从而达到益气活血之效。②临床上很多胸痹的患者兼有肝郁气滞证，故需辨证后给予疏肝行气之药物，这样往往取效甚佳。

2. 病案二（冠心病—心脉积）

［初诊］

陈某，男，54岁，于2018年12月6日初诊，既往有糖尿病、高脂血症病史，3个月前出现胸闷痛、隐痛，静息时亦有发作，无心悸气促，无头晕头痛，无大汗出，持续数分钟后自行缓解，无他处放射痛。该患者于2018年10月在东华医院住院期间行冠状动脉CTA检查，结果显示：冠状动脉粥样硬化；LAD近段混合型斑块，管腔重度狭窄。

该患者现规律服用西药，上述症状仍然存在，平素神疲乏力，口干，饮水量多，咽中有黄痰，纳可，难入眠，多梦，大便偏干，小便调。舌淡红偏暗，苔薄，脉弦细涩。四诊合参，诊断为心脉积，辨证为阴虚火旺，痰阻血瘀，以软坚散结、滋阴清热为治疗原则，处方如下：

党参30克　红花10克　当归10克　川芎10克

桃仁10克　赤芍15克　全蝎5克　黄芩10克

麦冬15克　枳壳15克

中成药：心脉康片（一次3片，一天三次）。

［二诊］

该患者于2019年3月16日二诊，胸闷痛较前明显好转，体力劳动时仍有胸闷情况，休息后可缓解，口干口苦，饮水量多，纳眠一般，二便调。舌淡胖，苔薄，脉沉弦。辨证、治疗原则同前，处方如下：

川芎10克　当归10克　莪术10克　三棱10克

地龙10克　生牡蛎30克　厚朴10克　枳实15克

麦冬15克　白芍15克　生地黄15克　葛根30克

瓜蒌子15克

中成药：心脉康片（一次3片，一天3次）。

［三诊］

该患者于2019年4月27日三诊，有少许胸闷情况，无口干口苦，饮水量一般，纳眠可，二便调。故效不更方。

中成药：心脉康片（一次3片，一天3次）。

该患者服用上述方药已有一年余，胸闷症状明显缓解，现仍偶有胸闷，但不影响正常的生活、工作。

［按］

患者胸闷痛3个月来诊，结合其冠状动脉CTA检查结果回报冠状动脉粥样硬化病变，考虑病有定处，固定不移，属于脉络积·心脉积范畴，咽中有痰、舌暗、脉涩符合痰瘀互结的基本病机，故予具有软坚散结功效之心脉康片作为底方长期服用；结合神疲乏力、口干、饮水量多、失眠多梦、舌淡红、脉细等症状，考虑为气阴两虚，以阴虚为主，故加用中药汤剂增强滋阴活血之力，方选桃红四物汤加减。方中红花辛散温通，善于祛瘀止痛；桃仁苦泄破瘀，善泄血分之壅滞；川芎辛散温通，上行巅顶，下走血海，旁通四肢，为"血中气药"；当归活血补血；赤芍散瘀止痛；全蝎属于虫类搜剔之品，通络止痛；枳壳宽胸理气止痛；党参补益气血；黄芩清上焦之火；麦冬清心火，滋心阴。

二诊时，患者胸闷痛症状明显缓解，体力劳动时仍有胸闷，故调整用药，除继续服用心脉康片外，还应加强软坚散结之力，方中减赤芍、红花、桃仁、党参等药物，改用三棱、莪术等破血消症力强之品，加用性善走窜之地龙可引诸药达病所，生牡蛎软坚散结，厚朴、瓜蒌子、枳实可加强宽胸理气止痛之效，白芍、生地黄滋阴养血。

三诊时，患者症状明显缓解，故效不更方。

［总结］

本案应用软坚散结法治疗效果显著，患者服用心脉康方，同时配合中药汤剂以滋阴活血，胸闷症状较前好转。此病例给予我们的启发为：对于冠状动脉粥样硬化患者，虽然基本病机为痰瘀互结，但在后期，单纯的活血化瘀、健脾化痰药物显效甚微。因为它形成了一个有形可征的病理产物，所以应当从积证论角度来分析治疗，如《素问·至真要大论》所云"坚者削之，客者除之，劳者温之，结者散之，留者攻之"。运用软坚散结之法，于中药汤剂中加用莪术、三棱、牡蛎等药物增强软坚散结之力；另外，使用虫类药物（如全蝎、地龙、土鳖虫等）可增强活血通络之效。

二、肢脉积

1. 病案一（下肢动脉硬化闭塞症—肢脉积）

［初诊］

陈某，男，65岁，于2019年3月20日初诊。既往有高血压、糖尿病病史，服药控制良好。患者一年多前出现左下肢胀痛，呈阵发性，活动后加重，并逐渐出现间歇性跛行。

该患者于2018年3月在外院行左下肢动脉硬化闭塞球囊扩张术，术后一直规律服用西药。就诊时症见左下肢胀痛，间歇性跛行，无胸闷胸痛、心悸气促、发热咳嗽等症状，有少许口干口苦，饮水量一般，咽中少许痰，纳呆，无反酸嗳气，大便黏腻，小便调。舌淡暗，苔薄白稍腻，脉弦细。该患者左下肢足背动脉搏动明显减弱，左下肢轻度肿胀，非凹陷性，左下肢肤温较右下肢低，颜色正常，未见色素沉着。四诊合参，诊断为肢脉积，辨证为痰瘀闭阻，脾虚痰盛，以软坚散结、健脾化痰为治疗原则，处方如下：

姜半夏10克　陈皮10克　甘草5克　茯苓30克

胆南星10克　丹参15克　赤芍15克　地龙10克

檀香5克　桑寄生15克　盐牛膝15克

中成药：心脉康片（一次3片，一天3次）。

[二诊]

该患者于2019年4月10日二诊，左下肢仍胀痛，足底少许麻木，胃脘部少许不适，无反酸嗳气，纳可，眠一般，大便调，夜尿1次，平素怕热，无头晕头痛。舌淡暗，苔白稍腻，脉弦细。辨证、治疗原则同前，上方加用全蝎5克、砂仁5克。

中成药：心脉康片（一次3片，一天3次）。

[三诊]

该患者于2019年5月15日三诊，左下肢胀痛较前缓解，无足底麻木，晨起口干，饮水量一般，纳眠可，大便偏烂，小便调。舌淡，苔薄腻，脉弦细。辨证、治疗原则同前，上方减胆南星、檀香、全蝎，加用土鳖虫10克、党参30克、白术15克、姜厚朴10克、豆蔻10克（后下）。

中成药：心脉康片（一次3片，一天3次）。

［四诊］

该患者于2019年7月31日四诊，左下肢胀痛基本缓解，行走时有紧绷感，左足跟有少许疼痛，纳眠可，二便调，无口干口苦，饮水量一般，活动后汗出多。舌暗淡，苔薄白，脉弦细。辨证、治疗原则同前，上方减豆蔻、赤芍、丹参，加用生牡蛎30克、炙甘草5克、三棱10克、莪术10克、水蛭10克、地龙10克。

中成药：心脉康片（一次3片，一天3次）。

［五诊］

该患者于2019年10月23日五诊，左下肢无明显胀痛，有沉重感，可持续行走1千米，纳眠可，二便调，舌淡红偏暗，苔薄黄腻，脉弦细。辨证为气虚，痰瘀互结，以益气软坚散结为治疗原则，处方如下：

熟党参30克　　白术15克　　茯苓30克　　甘草5克

胆南星10克　　路路通15克　　地龙15克　　土鳖虫10克

醋三棱10克　　醋莪术10克　　牡蛎30克　　盐牛膝15克

陈皮10克　　香附10克

中成药：心脉康片（一次3片，一天3次）。

该患者服用上述方药至今，左下肢胀痛明显缓解，仍有少许沉重感，可持续行走1千米。

［按］

初诊时，患者主要症状为左下肢胀痛、间歇性跛行，曾至外院诊断为下肢动脉硬化闭塞症后行手术治疗，并规律服用西药至今，症状未见明显缓解。根据症状，中医方面应该诊断为痹病，但是通过现代检测手段，我们认识到病位在血脉，痛有定处，也可归类为脉络积·肢脉积范畴，结合患者咽中有痰、纳呆、大便黏腻、舌暗、苔腻等症状，辨证为痰瘀互结，脾虚痰盛，以软坚散结、健脾化痰为治疗原则，方药选用二陈汤加减。姜半夏化痰散结；陈皮健脾化痰；茯苓健脾利湿；胆南星专走经络，祛风痰而止痉挛；地龙活血化瘀，治足疾而通经络；赤芍散瘀止痛；丹参活血祛瘀，通经止痛；檀香辛香温通，行气止痛；桑寄生祛风湿，补肝肾，强筋骨；盐牛膝活血化瘀，补肝肾，强筋骨；甘草调和诸药。

二诊时，患者症状未见明显缓解，考虑有两个方面的原因：①疗程过短，疗效未显，故继用前方加减；②通络止痛力弱，故加用性善走窜、穿筋透骨力强之全蝎，因患者诉胃脘部不适，故予砂仁和胃化湿。

三诊时，患者经治疗1个月余，左下肢胀痛较前缓解，舌淡暗转为舌淡，考虑治疗有效，故效不更方；因患者大便偏烂，不排除全蝎、檀香、胆南星等行气化痰通络止痛之品损伤脾之运化功能而导致湿浊集聚，故减去上药，改用土鳖虫破血逐瘀，加用党参补益气血，白术健脾益气燥湿，姜厚朴燥湿化痰散结，豆蔻健脾化浊。

四诊时，患者左下肢胀痛基本缓解，仍有紧绷感，考虑为瘀血导致的血不荣脉所致，结合舌暗淡之象，加用三棱、莪术、生牡蛎增强软坚散结之力，水蛭力峻效宏，破血通经，逐瘀消症；因患者无胃脘部不适的症状，故减用豆蔻、赤芍、丹参。

五诊时，患者左下肢无明显胀痛，可行走1千米，仅有沉重感，考虑为气虚不足所致，也可能是因为之前使用大量活血破瘀、软坚散结之药损伤气血所致，正如《素问·六元正纪大论》所说："大积大聚，其可犯也，衰其大半而止，过者死。"故改用四君子汤健脾益气，加用活血通络之品，胆南星、地龙化痰通络，路路通其性大通十二经穴、通经散瘀止痛，香附行气活血，醋三棱、醋莪术、土鳖虫破血通瘀止痛，牡蛎软坚散结，陈皮健脾化痰，盐牛膝活血化瘀、补肝肾、强筋骨。

［总结］

叶小汉教授认为，动脉粥样硬化的局部微观变化均与积证相类似。中医学的积证不限于腹部等部位的有形包块，亦包括其他脏器的微型积证，虽然发病部位不同，但是病因病机特点相同，痰瘀互结是其共同的病机。故把动脉粥样硬化归于中医积证范畴，为微型积证。用软坚散结法组方的心脉康片配合中药汤剂对动脉粥样硬化进行治疗，效果确切。我们认真回想治疗经过，发现加用三棱、莪术、地龙、全蝎、土鳖虫后，该患者症状明显缓解。叶小汉教授指出，脉络瘀闭久羁，久之则血凝滞不行，变生痰湿瘀阻，经络闭塞不通，非草木之品所能宣达，必借虫类搜剔窜透，方能浊去凝开，气通血和，经行络畅，故在心脉康片的基础上加用虫类药。但因虫类药及破血药易伤正气，故加用健脾益气之品。患者现症状主要为下肢沉重感，故之后的治疗方向应偏向益气养血，辅以软坚散结。

2. 病案二（下肢动脉硬化闭塞症—肢脉积）

［初诊］

周某，男，66岁。2018年2月因双下肢肿痛1个月入院。该患者于1个多月前在久坐28小时后出现双下肢疼痛，呈阵发性，活动后尤其明显，并逐渐出现间歇性跛行、双下肢浮肿的症状，以足背、足踝、胫前为主，呈凹陷性，局部肤温升高，无胸闷胸痛、心悸气促、发热咳嗽等症状。患者曾至外院住院治疗，医生考虑为下肢静脉血栓形成，建议行外科手术治疗，后因经济原因未行手术，遂予药物保守治疗（具体不详），经治疗后右下肢浮肿消退，但左下肢浮肿未见明显好转，并伴皮肤逐渐瘀暗，下肢肿痛逐渐加重。该患者现双下肢皮肤瘀暗（左侧明显），未扪及双侧足背动脉搏动，左下肢足背、足踝凹陷性浮肿，肤温稍高，未见张力性水疱。该患者于2018年2月15日至东莞市人民医院行下肢CTV检查，结果显示：①考虑右侧髂内动脉、右侧股动脉、左侧股动脉、左侧股深动脉及多发分支闭塞，周围未见明显侧支循环形成；②左侧股静脉闭塞，右侧股静脉充盈欠缺。中医诊断为肢脉积（湿浊郁热，络脉瘀滞）。西医诊断为下肢动脉硬化闭塞症、下肢静脉血栓形成、腹主动脉溃疡（穿透性、硬化性）、坏疽（左足趾未完全性坏疽）。辨证为湿浊郁热，络脉瘀滞，以化痰通络、清热化湿、软坚散结为治疗原则。

治疗方案：予西药抗血小板、抗凝，改善循环，调脂稳斑；予中成药心脉康片（一次3片，一天3次）。

［二诊］

该患者于2018年2月28日二诊，左下肢肿痛，活动受限，纳眠可，小便正常，大便质硬。舌暗红，苔黄，脉滑。以化痰通络、清热化湿为治疗原则，处方如下：

苍术15克　黄柏15克　桂枝15克　威灵仙12克

防己15克　羌活12克　红花15克　川芎12克

桃仁15克　龙胆草12克

［三诊］

该患者于2018年3月3日三诊，左下肢疼痛，活动受限，伴双下肢麻木，纳一般，眠可，二便调。舌暗红，苔黄稍腻，脉滑。辨证调整为脾虚湿盛，痰瘀互结，以健脾化湿、软坚散结为治疗原则，处方如下：

姜厚朴10克　茯苓30克　苍术15克　姜半夏10克

陈皮10克　熟党参30克　石菖蒲10克　莪术10克

三棱10克　地龙10克　山楂15克　土鳖虫10克

炒麦芽30克　炙甘草5克

[四诊]

该患者于2018年4月8日四诊，精神状态良好，左下肢疼痛明显减轻，晨起及夜间左足底疼痛明显，右下肢无不适，伴双下肢麻木，以左侧为主，但较前好转，左足部轻度肿胀。舌暗红，苔白，脉滑。辨证调整为痰瘀互结，以软坚散结为治疗原则，处方如下：

鳖甲30克　莪术10克　三棱10克　地龙10克

石菖蒲10克　土鳖虫10克　桃仁10克　红花10克

荔枝核30克　蜈蚣3条　甘草10克　独活10克

该患者于2018年4月20日复查双下肢动脉CTA，结果显示：①双侧髂总动脉、髂外动脉见硬化斑块及附壁血栓形成，相应管腔轻度狭窄；②双侧股浅动脉-腘动脉闭塞；③双侧胫前动脉、腓动脉远段闭塞。

该患者于2018年5月25日复查双侧下肢动静脉彩超，复查左侧股总动脉远段及股深动脉近段、双侧股浅动脉、腘动脉血栓，结果显示：①双侧股浅动脉远段及腘动脉部分再通畅；②左侧股总动脉、股浅静脉远段大部分再通畅。

复查双侧胫后静脉、腓静脉血栓，结果显示：①双侧胫后静脉及腓静脉部分再通畅（较前稍改善），双侧小腿肌间静脉血栓形成；②其余双下肢静脉血流通畅，未见明显血栓形成。

［五诊］

该患者于2018年5月27日五诊，左足背及足底仍有少许疼痛，晨起及夜间疼痛明显，右下肢足背部疼痛不适，伴左足部轻度麻木，左足部未见明显肿胀。舌暗红，苔厚黄，脉弦滑。故效不更方，减荔枝核、红花，加用全蝎5克。

该患者于2018年5月29日复查双下肢动脉CTA，结果显示：双侧股浅动脉闭塞，其余双下肢动脉多发节段性狭窄并有硬化斑块形成。

［六诊］

该患者于2018年7月9日六诊，左足麻木，无疼痛，双足未见明显肿胀，左下肢皮肤瘀暗较前明显好转。舌暗红，苔黄，脉滑。辨证、治疗原则同前，处方如下：

鳖甲30克　莪术10克　三棱10克　桃仁10克

地龙10克　蜈蚣3条　鸡血藤30克　延胡索10克

甘草5克

[按]

一、二诊时，患者下肢肿痛，肤温升高，皮肤瘀黑，考虑属于痹病范畴，结合大便质硬、舌暗红、苔黄、脉滑等症状，考虑为湿热下注所致，以化痰通络、清热化湿为治疗原则，予二妙丸加减，苍术、黄柏两药相合，共奏清热化湿、通痹止痛之效，加用威灵仙、防己、羌活祛风湿、通络止痛，桃仁、红花、川芎活血化瘀，因患者热象较重，加用龙胆草清泻肝胆相火。

三诊时，因患者应用清热燥湿、活血通络之法后效果不明显，叶小汉教授指出，现代影像检测手段提示病在血脉，有形可征，病有定处，痛有定位，基本病机为痰瘀闭阻，但痰瘀作为病理产物，互结日久易形成积块，故属于积证范畴，并且由于病在血脉，提示此病为脉络积，并予修正诊断为脉络积·肢脉积（痰瘀闭阻）；再根据《素问·至真要大论》中"坚者削之，客者除之，劳者温之，结者散之，留者攻之"的理论，采用软坚散结法来治疗，以健脾化湿、软坚散结为治疗原则，予平胃散加减，姜厚朴、苍术、姜半夏、陈皮健脾燥湿、化痰散结，熟党参健脾益气，三棱、莪术、土鳖虫破血逐瘀、软坚散结，山楂活血化瘀，石菖蒲豁痰化浊，炒麦芽防止软坚散结之力过强而损伤脾胃，炙甘草调和诸药。

四诊时，患者经1个多月的健脾化湿、软坚散结法治疗后疼痛症状较前明显减轻，考虑治疗方向正确；但夜间下肢疼痛仍明显，且双下肢有麻木症状，考虑为痰瘀闭阻血脉，血不荣肌肤导致麻木疼痛，故可增强活血通络止痛之力。叶小汉教授根据鳖甲煎丸"缓消缓散"之作用，以鳖甲为主药，软坚散结，辅以莪术、三棱破血消症，桃仁、红花活血化瘀、通经活络；加用大队虫类搜风剔透之品，以蜈蚣、地龙化经络之痰、通经止痛，加用荔枝核辛行苦泄温通、散结止痛，石菖蒲豁痰化浊，独活祛风湿、强筋骨、除下肢痹痛，甘草调和诸药。

五诊时，患者双下肢麻木症状较前明显好转，故效不更方，减荔枝核、红花，加用全蝎以加强化痰活络止痛之力。

现患者无明显疼痛，以麻木症状为主。叶小汉教授指出，治疗脉络积这种病如同清洁沟渠一般，一方面，要想尽办法将瘀积的垃圾清走，可用软坚散结、活血化痰通络等方法，另一方面，如同古诗中说的"问渠哪得清如许，为有源头活水来"，要补益气血，使气血流通，让痰瘀等病理产物不易再次堆积，如此才能营养四肢百骸，所以到后期，活血化痰的药物可适当减量，加用鸡血藤和血通络。

［总结］

本案患者本可以得到更多现代医学的治疗，如手术等，尽管由于经济原因未能如愿，但是患者于中西医治疗下症状显著缓解，证明中医大有作为。叶小汉教授指出，治病如同抽丝剥茧一样，需要耐心，也需要根据患者服药之后的反应不断思考，适当地改变诊疗思路。如此例患者，刚来的时候症状与湿热下注所致痹病非常吻合，但是治疗效果欠佳；可能单纯的活血化痰、清热化湿方法力度不够，换一种思路，从脉络积理论的角度认识与治疗，可使症状有所改善，证明方向正确。但患者症状改善的程度相对较轻，说明需要加强行气破血之力，故加入虫类搜剔通络之品，使症状明显改善。到后期疼痛症状基本缓解，但仍有麻木不适。考虑到"天人合一"的治疗思想，联想日常生活中的沟渠清洁，将患者的血管比作沟渠，如缺乏清水冲刷则易导致泥沙淤积，故判断肢体麻木的源头为气血不荣血脉、肌肤，继而加用补血之品。如此不断地完善诊疗思路，才能取得新的突破。

三、脑脉积

1. 病案一（脑梗死—脑脉积）

［初诊］

石某，男，48岁，于2019年1月14日初诊，3个月前出现活动后右侧肢体麻木乏力，活动欠灵活，于东莞市人民医院住院行头颅MR检查，结果显示为脑梗死。出院诊断：①脑梗死；②高血压病（未见出院报告），规律服用西药至今。

现患者仍右侧肢体少许乏力，右侧下肢胀痛不适，在夜间明显，面色红，头面部烘热感，少许口干，无口苦，咽中有黄痰，饮水量偏少，四肢冰冷，双下肢尤甚，纳一般，眠易醒，醒后难入眠，二便调。该患者有高血压病史多年，规律服药，血压控制情况不详。该患者右侧肢体肌力为5级，右侧霍夫曼征阳性，巴宾斯基征阳性，其余病理反射未引出。舌淡胖偏暗，苔黄腻，脉弦细涩。四诊合参，诊断为脑脉积，辨证为痰瘀化热，脾肾阳虚，以软坚散结、清热化痰、补益脾肾为治疗原则，处方如下：

　　钩藤15克　川芎10克　甘草5克　天麻10克

　　姜半夏10克　白术15克　陈皮10克　厚朴10克

　　地龙10克　盐牛膝15克　桑寄生15克　茯苓30克

　　中成药：心脉康片（一次3片，一天3次）。

　　［二诊］

　　该患者于2019年3月4日二诊，右侧肢体麻木乏力同前，活动欠灵活，右侧下肢胀痛较前减轻，头面部烘热感基本缓解，四肢冰冷感较前改善，口干口苦明显，饮水量少，纳眠一般，二便调。舌淡红，有齿印，苔淡黄腻，脉弦细涩。辨证同前，以交通心肾、活血通络为治疗原则，处方如下：

　　黄连3克　肉桂5克（焗）　炙甘草5克　枳壳15克

　　白芍15克　生牡蛎30克　龙齿15克　盐牛膝10克

　　补骨脂10克　首乌藤15克　白术15克　地龙10克

　　狗脊15克

　　中成药：心脉康片（一次3片，一天3次）。

［三诊］

该患者于2019年3月18日二诊，右侧肢体麻木乏力，活动久灵活，右侧下肢胀痛感基本缓解，头面部烘热感、四肢冰冷感基本缓解，无头晕头痛，纳眠一般，大便稀烂，小便正常。舌淡，苔腻，脉弦细。诊断同前，辨证为气虚血瘀，痰聚脉络，以益气健脾、化痰散瘀通络为治疗原则，处方如下：

赤芍15克　川芎10克　当归尾10克　地龙10克

黄芪30克　炙甘草5克　白术15克　陈皮10克

胆南星10克　全蝎5克　熟党参30克　桂枝10克

中成药：心脉康片（一次3片，一天3次）。

［四诊］

该患者于2019年4月29日四诊，右侧肢体乏力同前，麻木较前好转，出现面部痤疮，腰部酸痛，口干，不欲饮水，纳眠可，二便调。舌淡红，苔淡黄腻，脉弦细。辨证、治疗原则同前，因患者出现面部痤疮，考虑为火热上炎，减陈皮、胆南星、全蝎、熟党参、桂枝，改炙甘草为甘草，加用钩藤15克、栀子10克、枳壳15克、天冬15克、生牡蛎30克、盐牛膝15克。

中成药：心脉康片（一次3片，一天3次）。

［五诊］

该患者于2019年5月13日五诊，面部痤疮基本缓解，口干减轻，其余症状同前，近期精神疲倦，思睡。舌淡，苔薄腻，脉弦细。辨证、治疗原则同前，续以前方出入其间，处方如下：

赤芍15克　川芎10克　当归尾10克　地龙10克

黄芪30克　土鳖虫10克　盐牛膝15克　首乌藤15克

熟党参30克　白术15克　茯苓30克　陈皮10克

鸡血藤30克

中成药：心脉康片（一次3片，一天3次）。

［六诊］

该患者于2019年5月27日六诊，精神状态改善，劳累后易疲倦，咽中有少许痰，纳眠可，二便调。舌淡，苔腻，脉弦细。辨证、治疗原则同前，故守上方。

［按］

患者因右侧肢体乏力就诊，曾至东莞市人民医院住院，被诊断为脑梗死，其间无意识障碍，属中风·中经络范畴，根据患者病有定处及MR检查结果亦可诊断为脉络积·脑脉积，现处于恢复期。患者右侧下肢夜间胀痛明显，考虑为不通则痛，痛有定处；结合脉涩症状，考虑为血瘀阻络引起的肢体乏力及疼痛不适；结合面色红、头面部烘热感、以右下肢胀痛为主、少许口干、饮水量少、苔黄、脉细等症状，考虑为瘀阻血络，郁而化热；结合咽中有黄痰、苔腻、口干、饮水量少症状，考虑为血瘀。《金匮要略·惊悸吐衄下血胸满瘀血病脉证治》云："病人胸满，唇痿，舌青，口燥，但欲漱水，不欲咽……是瘀血也，当下之。"也可考虑为痰盛导致津液运化不及而致口干，因津液炼而为痰聚集于内，故不欲饮，所以此病极有可能是痰瘀互结于内所致。需注意的是，人们常说痰瘀互结，为什么痰和瘀常常合并在一起致病呢？这是因为痰为津液失衡所致，瘀血为营血失调所致，津液与营血同生于水谷精液，故两者同源。当痰生成时，若阻于血络，加上痰性黏滞，阻碍气机，气不行则血停，血停则易生成瘀血或加重血瘀；同样，当血瘀形成时，气机受阻，津液运化失调，使得痰液生成，正如《血证论》所提到的"血积既久，亦能化为痰水"。故两者可同化，相互促进，因此常见痰瘀互结为病。眠易醒，醒后难入眠，考虑存在心脾气虚；四肢冰冷，双下肢甚，考虑为阳虚；肾主一身之阳，脾主四肢，考虑为脾肾阳虚。综合判断，考虑为痰瘀化热、脾肾阳虚所致，中成药予心脉康片口服以软坚散结，中药汤剂予天麻钩藤饮，加用健脾及活血化瘀之品，其中钩藤、天麻平肝息风，姜半夏、陈皮健脾化痰散结，白术、茯苓健脾益气，厚朴燥湿化痰行气，盐牛膝、桑寄生补益肝肾，川芎活血通经止痛，地龙搜风化痰通络。

二诊时，患者症状较前改善，叶小汉教授指出，头面部烘热与下肢冰冷是上焦与下焦矛盾的现象，属于心肾不交的情况。追问病史，患者的四肢冰冷症状是长期存在的，本身为下焦虚寒，由痰瘀互结引起气血逆乱，阴阳失调，导致肾阳不能蒸化肾阴上交心阴，从而抑制心火，故形成心火上亢之象，所以调整辨证为心肾不交，痰瘀互结，以交通心肾、活血通络为治疗原则，予交泰丸合镇肝息风汤加减，方中黄连清泻中、上焦之火，肉桂引火归元，且患者应为下焦之寒重于上焦，故肉桂量应大于黄连，加用生牡蛎、龙齿重镇潜阳，白芍敛阴养血，此方不必过用寒凉清火之品，只用潜阳便可，枳壳宽胸下气，同时应加重补益肝肾之品，如狗脊、盐牛膝、首乌藤、补骨脂等，并运用白术健脾补气，地龙搜风化痰通络，炙甘草调和诸药。

　　三诊时，患者服上药后头面部烘热感、四肢冰冷感及右侧下肢胀痛基本缓解，但右侧肢体仍麻木乏力，结合其中风病史，患者现处于后遗症期，肢体乏力症状缓解甚微属于正常现象，并且想要恢复至正常水平较为困难；舌淡，脉细，大便稀烂，考虑存在脾气亏虚。综合辨证为气虚血瘀，痰聚脉络，予补阳还五汤加减。重用黄芪、熟党参，补益元气，意在气旺则血行，瘀去络通；当归尾活血通络而不伤血，赤芍、川芎协同当归尾以活血祛瘀；全蝎、地龙通经活络，力专善走，周行全身，以行药力；陈皮健脾行气；胆南星善清脏腑之痰；桂枝活血通经；炙甘草调和诸药。

　　四诊时，患者肢体麻木情况较前有所改善，出现面部痤疮，其余症状同前。患者出现面部痤疮的原因与之前出现头面部烘热感的原因相仿，这是在大量补气活血化痰药物的作用下出现的反应。因为黄芪、川芎、陈皮、胆南星一类都是偏温燥的药物，而患者本为痰阻血瘀、肝阳上亢所致中风，大量偏温燥的药物使得阴血更加耗伤，导致虚阳偏亢，从而出现面部痤疮及口干等虚火上炎的症状。所以治疗中风患者运用大队温阳通络之品时，应当注重加用滋阴潜阳之品，如牡蛎、龙齿等。因此，此诊的方药在补阳还五汤的基础上加用栀子清泻三焦之火，枳壳性偏凉、理气宽胸，钩藤平肝息风、通经活络，天冬滋阴清热，生牡蛎重镇潜阳，盐牛膝补益肝肾，甘草调和诸药。

五诊时，患者经过几个月相对较强的软坚散结及活血化痰的攻邪治疗后，右侧肢体乏力的情况有所缓解，但精神疲倦，这可能与患者本身的生活节律及工作强度相关，其中攻邪之法所致的气血耗伤也是很重要的一个原因。所以在攻邪的后期要兼顾正气，故于补阳还五汤中依然使用土鳖虫等破血通瘀力强之品，另外予盐牛膝和首乌藤（入肝肾）、白术和茯苓（入脾）等补益肝脾肾之品，熟党参补益气血，鸡血藤和血通络。

［总结］

患者经过几个月的治疗，右侧肢体麻木、右侧下肢胀痛、头面部烘热及四肢冰冷等症状基本缓解，右侧肢体乏力亦有少许缓解，证明治疗效果尚可。后来患者坚持服用来诊时开的中药进行调养，门诊随访见患者右侧肢体乏力较前稍缓解，仍有患肢活动较健侧欠佳的表现。通过此病例，我们可以得到以下几点启示：①痰瘀同源同化；②在使用温燥药物时应注意滋阴潜阳；③后期要顾护正气。

2. 病案二（脑梗死—脑脉积）

［初诊］

毛某，女，53岁，于2019年7月11日初诊，5个多月前出现晨起后左侧脸颊发热，曾至当地医院就诊，诊断为脑梗死，予对症处理后症状缓解不明显（具体不详），伴胸闷，视朦，健忘，双下肢乏力，行走不稳，口干口苦，饮水量多，纳可，无反酸嗳气，大便黏腻，小便调，眠浅。既往有高血压、冠心病病史。舌红，苔黄腻，脉细滑。四诊合参，诊断为脑脉积，辨证为痰阻血瘀，阴虚湿热上扰，以软坚散结、滋阴清热、健脾化湿为治疗原则，处方如下：

厚朴10克　陈皮10克　白术15克　姜半夏10克

栀子10克　苇根30克　葛根30克　甘草5克

石斛15克　沙参15克　枳壳15克　川芎10克

佩兰15克

中成药：心脉康片（一次3片，一天3次）。

［二诊］

该患者于2019年7月18日二诊，左侧脸颊发热感较前有所减轻，但仍有少许紧闷不适，视朦，少许胸闷，行走不稳，纳眠可，二便调，无口干口苦，饮水量一般，舌有粗糙感。舌淡红，苔黄腻，脉滑细。继续以软坚散结、滋阴清热、健脾化湿为治疗原则，效不更方，上方减苇根、姜半夏、石斛，加用胆南星10克。

中成药：心脉康片（一次3片，一天3次）。

［三诊］

该患者于2019年7月25日三诊，左侧脸颊发热感基本缓解，视朦，仍有紧绷感，双下肢乏力，久坐有麻木感，偶有胸闷，咽中少许痰，无口干口苦，饮水量一般，纳眠可，二便调。舌淡，苔淡黄腻，脉沉滑细。调整辨证为气血亏虚，痰瘀成积，以益气养血、软坚散结为治疗原则，处方如下：

熟党参30克　白术15克　茯苓30克　甘草5克

姜半夏10克　陈皮10克　栀子10克　鸡血藤30克

川芎10克　当归尾10克　桑寄生15克　牛大力15克

中成药：心脉康片（一次3片，一天3次）。

［四诊］

该患者于2019年8月15日四诊，左侧脸颊发热，仍有紧绷感，咽中有痰，口干口苦，饮水量一般，双下肢酸软，纳眠可，二便调，近期因家庭原因出现烦躁易怒。舌淡红，苔淡黄腻，脉弦细。辨证为肝郁化热，气虚痰阻血瘀，处方如下：

牡丹皮10克　栀子10克　陈皮10克　青皮10克

白芍15克　姜半夏10克　熟党参30克　川芎10克

桑寄生15克　白术15克　地龙10克　路路通10克

炙甘草5克　沙参15克

中成药：心脉康片（一次3片，一天3次）。

［五诊］

该患者于2019年11月7日五诊，左侧脸颊发热感基本缓解。

［按］

患者新发脑梗死，若按照中西医结合诊断的思路，该病属于中风，尽管无明显的偏身麻木乏力或神志改变等症状；若是按照症状来诊断，可诊断为内伤发热，但病位过于笼统。故叶小汉教授提出可以根据疾病的病理生理将此病诊断为脉络积·脑脉积，这样病灶定位更为准确，也符合症状表现。《医易一理》云："人身能知觉运动，及能记忆古今，应对万物者，无非脑之权也。"脑为元神之府，神全气行，则感觉灵敏，运动如常。现患者出现左侧脸颊感觉异常，行走不稳，正是脑脉积所致。痰阻血瘀于脉络之间，导致气壅，气有余为火，故左侧脸颊出现发热感，这种发热感在晨起阳气渐长的时候增强，在夜间的时候减缓。此非实火，因为双下肢乏力、行走不稳、视朦、健忘、脉细等症状能证实患者的本质为虚。根据口干口苦、饮水量多、舌红、苔黄之热象，可辨证为阴虚；再结合患者大便黏腻、苔腻、脉滑等症状，可辨证为湿盛。综合辨证为痰阻血瘀，阴虚湿热上扰。所以在治疗上以心脉康片为基本方软坚散结，中药汤剂以平胃散加减运脾化湿。其实我们所说的阴虚兼夹湿盛是非常矛盾的，一方面是津液的缺乏，另一方面是津液的聚集，这时我们需要滋阴化湿双管齐下，通常可选用一些滋阴而不碍湿的药物，如石斛、沙参等；同时患者为湿热胶结，所以需要在化湿的同时清热，加用栀子、苇根等药物，如果只有燥湿则会使热更甚。

二诊时，患者症状较前好转，故考虑效不更方。

三诊时，患者经治疗后左侧脸颊发热感基本缓解，但仍有紧绷不适感，双下肢乏力麻木症状未见明显好转。考虑患者既有的口干口苦症状基本缓解，热象已清，结合舌淡、脉沉细等症状，考虑为气血亏虚，痰阻血瘀，故中药汤剂方面调整为陈夏六君子汤加减，同时加入鸡血藤（和血）、桑寄生（补益肝肾）、牛大力（强筋活络）等补益之品来加强补虚之力，川芎、当归尾活血通络，栀子清热。

四诊时，患者左侧脸颊发热感较前加重，出现口干口苦症状，情绪波动大，有可能为过早补气所致。叶小汉教授指出，若患者本体虚，补益过甚反而会引起虚不受补的情况，因为此时患者气血运行欠佳，难以达到阴阳平衡，如果引起阳偏亢，就会出现左侧脸颊发热不适及情绪欠佳，所以还是不能操之过急，可于补气当中加入行气清热之品。所以此处加用化肝煎，疏肝清热，兼顾补气活血化痰通络。

［总结］

患者因左侧脸颊发热就诊，结合现代医学检测手段诊断为脑脉积，患者坚持服用心脉康片软坚散结及中药汤剂治疗，症状明显改善。前几个病例给我们的感受是在软坚散结的后期必须加入补益气血之品，可是这名患者却适得其反，这给我们带来了新的感悟：一方面是更加强调辨证的重要性，不能一味依靠经验而治；另一方面是明确了大多数患者"虚不受补"的原因，即本体气血不足，难以将从外补充的滋阴温阳益气之品消化为自身所用，反而变成无用之物，壅积而出现化热化湿等现象。

四、肾脉积

病案（肾动脉硬化并狭窄—肾脉积）

［初诊］

黄某，男，65岁，于2019年1月5日初诊。因头晕3年来诊。2018年10月因发现血压偏高于东莞市中医院住院，其间行肾动脉造影，结果显示：左肾动脉起始段85%狭窄，右肾动脉起始段85%狭窄。遂行肾动脉介入治疗，于左、右肾动脉分别植入支架，术后予血压调控药物、抗血小板聚集治疗。

该患者现仍有头晕、头昏沉感，无头痛，无恶心欲呕，耳鸣如蝉，少气懒言，左侧肢体偏瘫，行走不稳，无胸闷痛，自汗，口渴，饮水量多，咽中有黄痰，纳一般，眠多梦，大便软，小便调。患者既往有高血压、冠心病、脑梗死后遗症、胫前动脉狭窄（右侧）、髂总动脉瘤（修补术后）、腹主动脉瘤（修补术后）病史。舌淡暗，苔白腻，脉弦涩。中医诊断为脉络积，辨证为气阴亏虚，痰阻血瘀，以滋补气阴、软坚散结通络为治疗原则，以补阳还五汤加减，处方如下：

赤芍10克　川芎10克　地龙10克　当归8克

黄芪30克　陈皮8克　法半夏8克　白术10克

茯苓20克　竹茹10克　百合15克　熟地黄10克

中成药：心脉康片（一次3片，一天3次）。

［二诊］

患者于2019年2月14日二诊，头晕症状减轻，活动后仍有少许头晕，耳鸣减轻，左侧肢体偏瘫，行走不稳，口渴较前改善，咽中痰量减少，纳眠可，二便调。舌淡暗，苔白腻，脉弦细涩。故效不更方，辨证、治疗原则同前。

［三诊］

患者于2019年3月15日三诊，活动后仍有头晕、乏力，左侧肢体偏瘫，行走欠灵活，少许口干，饮水量多，咽中少许白痰，纳眠一般，二便调。舌淡暗，苔白腻，脉弦细涩。辨证、治疗原则同前，续以补阳还五汤出入其间，处方如下：

赤芍10克　川芎10克　地龙10克　陈皮10克

姜半夏10克　白术10克　茯苓10克　竹茹15克

百合15克　熟地黄15克　当归尾15克　五味子5克

黄芪15克

[四诊]

患者于2019年5月15日四诊，头晕症状基本缓解，易疲劳，左侧肢体偏瘫，行走欠灵活，无口干口苦，饮水量习惯性多，咽中少许白痰，纳眠一般，二便调。舌暗，苔薄腻，脉弦细。故辨证、治疗原则同前，效不更方。

[按]

若是根据患者的症状进行诊断，显而易见为眩晕，但是患者有一个特点，即他的心、脑、肾、外周血管都出现了相同的病理改变——血管硬化和狭窄，所以叶小汉教授认为脉络积更加贴合病机；而且这位患者包括了心脉积、脑脉积以及肾脉积等证，与中医的"整体观"相吻合，所以脉络积的诊断涵盖范围更加广泛，也能指导我们更好地用方和用药。脉络积的基本病机为痰瘀互结，患者有头昏沉感、咽中黄痰、舌暗、苔白腻、脉弦涩的症状，印证了病机，同时患者有少气懒言、自汗、舌淡等气虚的表现，有耳鸣如蝉等肝肾亏虚的表现，有口干、饮水量多、失眠多梦等阴虚内热的表现，故综合辨证为气阴亏虚，痰阻血瘀，以滋补气阴、软坚散结通络为治疗原则，基本方为心脉康方，制成中成药片剂，便于患者服用；中药汤剂采用补阳还五汤合温胆汤加减，赤芍、川芎、地龙活血通络，当归活血补血，黄芪益气健脾，陈皮、法半夏化痰散结，白术、茯苓健脾化痰，竹茹清热生津化痰，百合润肺宁心、益气调中，熟地黄滋阴养血。叶小汉教授指出，当痰阻遇上阴虚时，应当使用一些滋而不腻之品，但是这里使用了熟地黄，原因是熟地黄滋肾水、补真阴、填骨髓、生精血，能聪耳明目，配伍黄芪及活血之品，能助活血通络，同时亦有陈皮、法半夏等化痰散结之品佐之，符合攻邪与扶正并行之法。

二诊时，患者头晕减轻，中医证型同前，效不更法，继续守上方治疗。

三诊时，患者头晕症状减轻，活动后诱发，口干，饮水量多，提示气阴两虚明显，故守上方加用五味子敛阴、生津、补肾，但是五味子的量不可多，因为它属于收敛之品，故叶小汉教授主张通常运用5～10克即可。

四诊时，患者经过近半年的治疗，头晕症状得到基本缓解，治疗也达到预期目标。叶小汉教授指出中医治疗疾病允许有多种切入点及解决方法。此病可以从眩晕入手，眩晕多以痰、风为标，肝、肾为本论治；也可以按照脉络积的理论来治疗，采用软坚散结的方法。我们提出脉络积的理论是为了多提供一种治疗思路及方法，使更多的患者受益。另外，从这个病案中应当要更加明白攻补兼施的治疗方法，就像患者为阴虚痰阻相混合，采用滋阴而不腻之品是一个方法，但也可以使用熟地黄、何首乌等滋补性强的药物，再加以化痰散结力强的药物。当然除了阴虚痰阻之外，也可能存在阴虚水停、上热下寒等矛盾的情况，懂得变通而治才是关键。

　　[总结]

　　该患者虽表现为眩晕，但根据其外周血管的表现，叶小汉教授认为脉络积更加贴合本病病机，为微型积证范畴，基本病机为痰阻血瘀，故在辨证的基础上进行诊治。

　　以上案例体现了中医可以在辨病的基础上进行辨证，这样可取得较好的效果。

参考文献

[1]　朱明，陆曙. 动脉粥样硬化中医病机探析[J]. 陕西中医，2007，28(12)：1655-1657.

[2]　第五永长，肖颖，王友民. 动脉粥样硬化中医病机探析[J]. 陕西中医学院学报，2003，26(6)：8-9.

[3]　王东生，袁肇凯，黄献平，等. 动脉粥样硬化大鼠"痰瘀"病理演变与相关基因表达研究[J]. 中华中医药杂志，2009，24(5)：650-653.

[4]　王志强，张学平，张伟，等. 化痰通络汤治疗颈动脉内膜粥样硬化斑块临床研究[J]. 中国医药指南，2008，6(23)：259-261.

[5]　张宏亮. 活血降脂方治疗动脉硬化闭塞症297例[J].

河南中医, 2005, 25 (6): 46-47.

[6] 李彬, 郭力城. 鳖甲的化学成分和药理作用研究概况 [J]. 中医药信息, 2009, 26 (1): 25-27.

[7] 刘晓月, 陶鑫, 潘多, 等. 胆南星化学成分的研究 [J]. 中成药, 2018, 40 (9): 1991-1995.

[8] 冯佩佩, 李忠祥, 原忠. 党参属药用植物化学成分 和药理研究进展 [J]. 沈阳药科大学学报, 2012, 29 (4): 307-311.

[9] 黄敬文, 高宏伟, 段剑飞. 地龙的化学成分和药理作 用研究进展 [J]. 中医药导报, 2018, 24 (12): 104-107.

[10] 欧阳罗丹, 胡小松, 牛明, 等. 基于网络药理学的水 蛭活血化瘀的作用机制研究 [J]. 中国中药杂志, 2018, 43 (9): 1901-1906.

[11] 吴以岭. 络病治疗原则与通络药物 [J]. 疑难病杂 志, 2005, 4 (4): 213-215.

[12] 魏聪, 常丽萍, 贾振华. 脉络学说指导通络药物防治 心血管疾病研究 [J]. 中国中西医结合杂志, 2015, 35 (12): 1513-1516.

[13] 黄娟, 张庆莲, 皮凤娟, 等. 全蝎药理作用研究进展 [J]. 医学信息, 2018, 31 (18): 19-21.

[14] 张雪琴，赵庭梅，刘静，等. 石斛化学成分及药理作用研究进展[J]. 中草药, 2018, 49(13): 3174-3182.

[15] 张艳慧，司秋菊，王鑫国. 蜈蚣抗家兔动脉粥样硬化的实验研究[J]. 中药药理与临床, 2005, 21(1): 26-27.

[16] 魏陵博，戎冬梅，李运伦，等. 解毒通络方含药血清对大鼠血管成纤维细胞释放ET、NO、MMP-9的影响[J]. 中西医结合心脑血管病杂志, 2013, 11(1): 55-57.

软坚散结法防治动脉粥样硬化的临床和实验研究

叶小汉教授在国内首次提出运用软坚散结法治疗动脉粥样硬化的创新性理论，并且进行了大量的临床和实验研究，后根据该理论研发的新药心脉康片广泛运用于临床，效果显著。

第一节

临床研究

1. 临床研究一

李强等观察了软坚散结法对动脉粥样硬化斑块的防治作用。方法：选择东莞市中医院心血管内科2008年10月至2010年6月的132例经彩色多普勒检测证实颈动脉、股动脉、腹主动脉三部位中有一部位动脉内中膜厚度≥1.1毫米且合并有高脂血症的住院患者，排除5例患有严重心、肝、肾疾病者。将患者随机分为治疗组（64例）和对照组（63例）。在控制两组患者血压、血糖的基础上按照临床常规使用西药治疗，另外在此基础上给予对照组血脂康胶囊、给予治疗组心脉康片治疗。比较两组患者的治疗效果及治疗前后的TC、甘油三酯（TG）和低密度脂蛋白胆固醇（LDL-C）水平。

结果：通过对127例动脉粥样硬化患者进行临床对照研

究，发现治疗组治疗前后TC、TG、LDL-C均变化显著；治疗后进行组间比较，发现治疗组明显优于对照组。心脉康片对治疗组和对照组的动脉粥样硬化症状缓解均有明显疗效，但治疗组的总有效率为89.1%，高于对照组的有效率79.4%；而且治疗前后在内中膜厚度及斑块面积减小方面，治疗组明显优于对照组。

结论：心脉康片能够通过降低血脂来改善动脉粥样硬化疾病。

2. 临床研究二

王婷等观察了心脉康片治疗下肢动脉硬化闭塞症的临床疗效。方法：选择东莞市中医院60例下肢动脉硬化闭塞症患者，随机分为治疗组（31例）和对照组（29例）。在控制两组患者血压、血糖等的基础上按照临床常规使用西药治疗，另外在此基础上给予治疗组患者心脉康片治疗。比较两组患者的治疗效果及治疗前后的血脂水平、踝肱指数和足背温度。

结果：治疗组的总有效率为83.87%，高于对照组的55.17%，差异具有统计学意义（P<0.05）。治疗后，两组患者的TC、TG、LDL-C水平均低于治疗前，差异具有统计学意义（P<0.05）。治疗后，两组患者的HDL-C水平与治疗前相比，差异无统计学意义（P>0.05）。治疗后，治疗组患者的TC水平低于对照组，差异具有统计学意义（P<0.05）。治疗后，两组患者的踝肱指数均高于治疗前，且治疗组高于对照组，差

异具有统计学意义（$P<0.05$）。治疗后，两组患者的足背温度均高于治疗前，差异具有统计学意义（$P<0.05$）。治疗后，两组患者的足背温度相比较，差异无统计学意义（$P>0.05$）。

结论：心脉康片可有效治疗下肢动脉硬化闭塞症，疗效确切、安全、可靠。

3. 临床研究三

侯炽均等观察了心脉康片预防冠心病PCI术后再狭窄的临床疗效。方法：将100例冠心病PCI术后患者随机分为对照组（常规治疗）和治疗组（常规治疗加用心脉康片），每组50例，观察6个月，比较两组PCI术后患者的心绞痛发作率、造影再狭窄发生率。

结果：治疗组心绞痛发作率及造影再狭窄发生率均明显低于对照组，差异具有统计学意义（$P<0.05$）。

结论：心脉康片对冠心病PCI术后再狭窄的发生有一定的预防作用。

4. 临床研究四

侯炽均等观察了心脉康片治疗冠心病心绞痛的临床疗效。方法：将120例心绞痛患者按1∶1的比例随机分为两组，心脉康片治疗组60例，复方丹参滴丸对照组60例，治疗12周为1个疗程，观察两组的心绞痛症状、心电图ST段及血脂和炎症指标的变化。

结果：治疗组总有效率为91.66%，对照组为80.0%，两组比较，差异具有统计学意义（$P<0.01$）。治疗组心电图ST段改变优于对照组，差异具有统计学意义（$P<0.05$）。治疗后，治疗组血脂、炎症等各项指标均优于治疗前，差异具有统计学意义（$P<0.05$）。

结论：心脉康片治疗冠心病心绞痛的疗效优于复方丹参滴丸对照组，症状改善、病情缓解、理化检查指标改善等方面亦优于对照组。

5. 临床研究五

余沛扬等观察了软坚散结法治疗脑动脉硬化症的临床疗效。方法：将64例患者随机分为两组，治疗组（心脉康方组）33例和对照组（尼莫地平组）31例，疗程均为4周。

结果：治疗组总有效率显著优于对照组，差异具有统计学意义（$P<0.05$）。治疗后治疗组的TC和TG改善程度显著大于对照组，差异具有统计学意义（$P<0.01$）。治疗组积分值均较治疗前有显著性下降，对照组只有头晕头痛和精神萎靡积分值显著性下降，差异具有统计学意义（$P<0.05$）。两组患者治疗期间均无不良反应发生。

结论：软坚散结法可用于脑动脉硬化症的临床治疗。

6. 临床研究六

李强等探讨了用彩色多普勒超声技术测定颈动脉内中膜厚度和斑块大小的变化，监测、观察及评价心脉康片对动脉粥样硬化斑块的消退作用。方法：从高脂血症患者中检测出

48例颈动脉内中膜增厚与斑块形成的患者，随机将其分为对照组（25例）和治疗组（23例），治疗组采用心脉康片，对照组采用血脂康胶囊。治疗期间观察增厚的颈动脉内中膜与斑块消退的情况，以及TC、TG、LDL-C、HDL-C、C反应蛋白（CRP）、血液流变学的变化和上述药物的不良反应。

结果：两组患者增厚的颈动脉内中膜与斑块均有消退，血脂、LDL-C均有明显降低，但治疗组更为显著，差异具有统计学意义（$P<0.05$）。同时治疗组HDL-C升高、TG降低，心脑血管事件发生和再住院次数的降低均较对照组具有统计学意义（$P<0.05$）。

结论：软坚散结法可消退动脉粥样硬化和斑块，有效调控血脂，降低心脑血管事件的发生概率。

7. 临床研究七

周建馨等探讨了心脉康片结合八段锦对冠心病PCI术后患者康复的影响。方法：选取在东莞市中医院接受PCI手术的80例冠心病患者，通过随机数表法将其分为研究组（40例）与对照组（40例）。两组均口服心脉康片，研究组在此基础上联合八段锦进行康复治疗，观察两组的康复效果。

结果：研究组每搏输出量（SV）、左心室射血分数（LVEF）、左室舒张末内径（LVED）及6分钟步行试验结果（6MWT）明显优于对照组，差异具有统计学意义（$P<0.05$）。研究组西雅图心绞痛量表（SAQ）评分明显高

于对照组，差异具有统计学意义（$P<0.05$）。

结论：心脉康片结合八段锦用于冠心病PCI术后患者的康复治疗，能够改善心功能，对生活质量的提高有积极作用。

8. 临床研究八

吕颖顺等研究了动脉粥样硬化患者在不同中医证型间的颈动脉超声（IMT）影像对比。方法：随机选取180例颈动脉粥样硬化患者作为研究对象，对其进行颈动脉超声检查，对中医证候辨证分型，进行统计分析，并比较不同中医证型间的颈动脉超声表现。

结果：对动脉粥样硬化患者在不同中医证型间的软斑检出率进行比较，差异具有统计学意义（$P<0.05$）；其中肾虚痰浊型最多，其次是肾虚气滞型。对动脉粥样硬化患者在不同中医证型间的硬斑、混合斑检出率及颈动脉内中膜厚度进行比较，差异无统计学意义（$P>0.05$）。在颈总动脉、颈动脉分叉处、颈内动脉的不同证型间对斑块分布进行比较，差异无统计学意义（$P>0.05$）。

结论：提示颈动脉超声检查的软斑分布情况能作为动脉粥样硬化中医辨证分型的客观化指标，能为临床用药治疗提供一定的参考依据。

9. 临床研究九

盛文娟等观察了心脉康片对PCI术后患者炎症因子的影响。方法：选择2015年12月至2016年12月在东莞市中医院行PCI术的患者60例，通过随机数表法将其分为对照组和治疗组，每组30例。对照组给予常规的基础治疗，治疗组则在此基础上加用心脉康片治疗，两组均连续治疗1个月，观察治疗前后患者炎症因子水平的变化。

结果：治疗后治疗组炎症因子超敏C反应蛋白（hs–CRP）、IL–6、TNF–α水平均显著低于治疗前及对照组，差异均具有统计学意义（$P<0.05$）。

结论：心脉康片能降低PCI术后患者血清炎症因子（hs–CRP、IL–6、TNF–α）水平，说明软坚散结法对防治PCI术后的再狭窄有较好疗效，其作用机制可能与抑制PCI术后的炎症反应有关。

10. 临床研究十

吕洪雪等从微型积证论的角度分析了动脉粥样硬化的中医证型分布特点。方法：将180例动脉粥样硬化患者按照中医证型分为5型，分析各证型与患者的性别、年龄、内中膜厚度以及斑块大小之间的关系。

结果：气虚痰瘀互结证和阴虚痰瘀互结证患者的年龄均大于其他中医证型的患者，差异具有统计学意义（$P<0.05$）。气虚痰瘀互结证以及阴虚痰瘀互结证患者的内中膜厚度以及斑块大小均高于其他中医证型的患者，差异具有统计学意义（$P<0.05$）。

结论：动脉粥样硬化与痰瘀相关，气虚痰瘀互结证和阴虚痰瘀互结证患者在年龄、内中膜厚度、斑块大小方面和其他3种证型的患者存在差异。

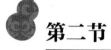

第二节

动物实验研究

1. 动物实验研究一

叶小汉等将70只家兔随机分为空白组、模型组、心脉康预防组、血脂康预防组、心脉康治疗组和血脂康治疗组，通过高脂饲料喂养复制动脉粥样硬化模型，12周后测定各组家兔TC、TG、LDL-C、SOD、MDA的变化。

结果：与模型组相比，心脉康预防组和心脉康治疗组TC、TG、LDL-C含量均明显下降，差异具有统计学意义（$P<0.01$）。心脉康治疗组MDA含量有下降趋势，但无统计学意义（$P>0.05$）；SOD活性明显升高，差异具有统计学意义（$P<0.05$）。

结论：心脉康片有明显的抗家兔动脉粥样硬化形成的作用，这可能与其降低血脂、减轻过氧化损伤等作用有关。

2. 动物实验研究二

叶小汉等通过6周高脂饲料喂养建立家兔动脉粥样硬化模型，并灌服心脉康浸膏12周后进行苏木精-伊红（HE）染色、苏丹Ⅲ染色，观察主动脉粥样硬化程度，测定斑块面积和主动脉面积比，测量内膜厚度、中膜厚度和内膜-中膜厚度比。

结果：高脂模型组主动脉壁有弥漫斑块和脂纹，而各用药组斑块面积明显减小，内膜厚度及内膜-中膜厚度比均明显减小，差异具有统计学意义（$P<0.01$）；且预防组效果更显著。心脉康预防组和治疗组较阳性对照组血脂降低更明显，差异具有统计学意义（$P<0.05$ 或 $P<0.01$）。

结论：心脉康片可预防家兔动脉粥样硬化的形成，并可治疗动脉粥样硬化。

3. 动物实验研究三

叶小汉等发现心脉康片具有调节血浆ET及血清NO含量的作用，ET是目前发现的最强的内源性缩血管物质。ET有ET-1、ET-2和ET-3共3种异构体，内皮细胞主要分泌ET-1，这也是循环中的主要ET类型。ET的增多可引起血管内皮功能紊乱，表现为各种刺激（如乙酰胆碱、儿茶酚胺、机械压力、扩展、冷刺激等），可引起血管强烈的收缩反应。ET对单核细胞有趋化作用，从而启动内膜损伤，巨噬细胞吞噬脂质成为泡沫细胞后又可合成ET；ET还能促进血小板黏附和聚集、白细胞黏附及平滑肌细胞和成纤维细胞增殖。而用ET受体拮抗剂可恢复NO介导的正常内皮功能并抑制动脉粥样硬化的形成，而一氧化氮合酶（NOS）抑制剂可减弱这种作用，故认为ET会导致动脉粥样硬化。

结果：在本实验中，与模型组比较，心脉康治疗组和预防组血浆ET水平显著下降，而血脂康治疗组和预防组无明显变化。该研究提示心脉康片抗动脉粥样硬化作用至少部分是通过保护内皮功能，对抗上述ET合成、释放以及释放后的作用等机制实现的。内皮来源的NO对维持血管基础张力有重要作用，并通过抗血小板黏附和聚集、抗内皮细胞表达黏附分子以及依赖cGMP途径抑制血管平滑肌细胞增殖等机制发挥抗动脉粥样硬化的作用。

结论：心脉康片可能通过调脂作用和减少过氧化脂质的生成，减少NO的降解和合成，起到保护内皮功能、抗动脉粥样硬化形成的作用。

4. 动物实验研究四

王婷等通过高脂饲料喂养建立兔动脉粥样硬化模型，可以观察到兔动脉粥样硬化NF-κB p65表达明显升高，心脉康组BQ123+心脉康组NF-κB p65表达水平明显低于模型组，差异均具有统计学意义（$P<0.05$）。

结果：这说明BQ123及心脉康片阻止了NF-κB p65信号的传导途径，切断了激发炎症反应的过程。HE染色及电镜下模型组血管内皮可见许多动脉粥样硬化斑块，在斑块表面可见纤维帽和泡沫细胞以及损伤的内皮细胞，在硬化斑块上可见黏附的巨噬细胞。与模型组相比，各用药组内膜增厚的厚度、内膜下泡沫细胞聚集、炎性细胞浸润及内膜细胞受损均有不同程度的减轻。

结论：心脉康片能明显降低NF-κB p65的表达，同时可修复兔主动脉组织的内皮细胞，改善动脉粥样硬化，这与既往的研究结果一致。

[附件]

1. 实验图片

图片左列为常规HE染色，右列为弹力纤维（EVG）染色。

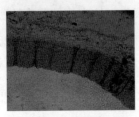 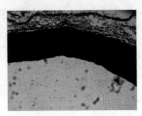

空白组（主动脉弓）　　空白组（主动脉弓）

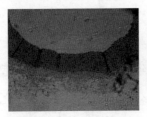 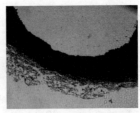

空白组（腹主动脉）　　空白组（腹主动脉）

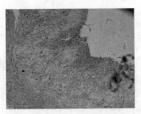 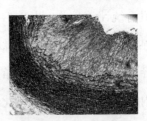

模型组（主动脉弓）　　模型组（主动脉弓）

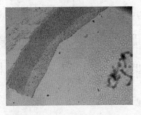 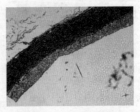

模型组（腹主动脉）　　模型组（腹主动脉）

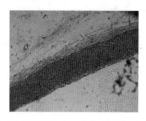
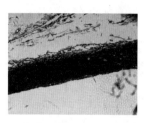

心脉康预防组（主动脉弓）　　心脉康预防组（主动脉弓）

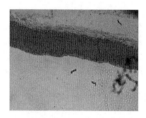
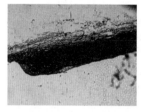

心脉康预防组（腹主动脉）　　心脉康预防组（腹主动脉）

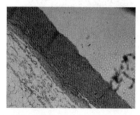
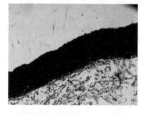

心脉康治疗组（主动脉弓）　　心脉康治疗组（主动脉弓）

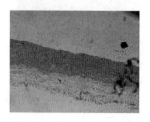
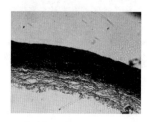

心脉康治疗组（腹主动脉）　　心脉康治疗组（腹主动脉）

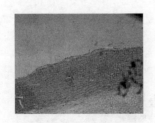 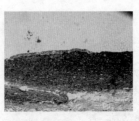

血脂康预防组（主动脉弓）　　血脂康预防组（主动脉弓）

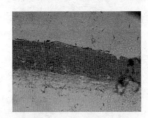 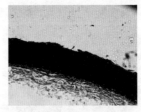

血脂康预防组（腹主动脉）　　血脂康预防组（腹主动脉）

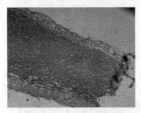 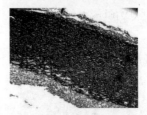

血脂康治疗组（主动脉弓）　　血脂康治疗组（主动脉弓）

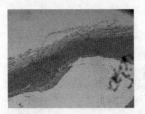 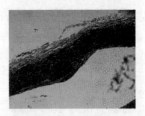

血脂康治疗组（腹主动脉）　　血脂康治疗组（腹主动脉）

2. 血管电镜结果

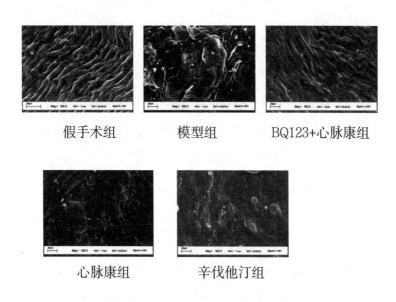

假手术组　　　　　模型组　　　　BQ123+心脉康组

心脉康组　　　　　辛伐他汀组

3. 各组兔主动脉组织NF-κB p65信号通路蛋白表达水平比较

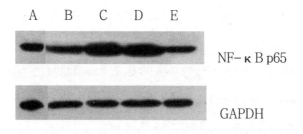

A. BQ123+心脉康组；B. 心脉康组；C. 辛伐他汀组；
D. 模型组；E. 假手术组。

参考文献

[1] 李强, 叶小汉, 董明国, 等. 软坚散结法对动脉粥样硬化影响的临床研究[J]. 新中医, 2011, 43(2): 66-68.

[2] 王婷, 叶小汉, 苏志远. 心脉康方治疗下肢动脉硬化闭塞症31例临床观察[J]. 中国现代药物应用, 2018, 12(12): 6-8.

[3] 盛文娟, 侯炽均, 叶小汉, 等. 心脉康片对冠状动脉介入术后患者hs-CRP、IL-6、TNF-α水平的影响[J]. 中西医结合研究, 2017, 9(3): 120-122.

[4] 盛文娟, 侯炽均, 叶小汉. 心脉康片预防冠脉介入术后再狭窄50例的临床观察[J]. 北方药学, 2017, 14(3): 63.

[5] 侯炽均, 盛文娟, 叶小汉. 心脉康片治疗冠心病心绞痛60例临床观察[J]. 内蒙古中医药, 2015, 34(6): 2-3.

[6] 邓志刚, 陈静, 叶小汉, 等. 心脉康对颈动脉硬化患者高敏C反应蛋白及临床事件的影响[J]. 中国医药指南, 2012, 10(15): 601-602.

[7] 叶小汉, 董明国, 钟云良, 等. 心脉康对动脉粥样硬化家兔血脂代谢和MDA、SOD的影响[J]. 新中医, 2010, 42(10): 117-119.

[8] 叶小汉, 董明国, 王婷, 等. 心脉康对兔动脉粥样硬化影响的实验研究 [J]. 中国中医药科技, 2010, 17 (5): 405-406.

[9] 李强, 叶小汉, 董明国. 心脉康治疗动脉粥样硬化23例疗效观察 [J]. 山东中医杂志, 2010, 29 (6): 369-370.

[10] 王婷, 叶小汉, 吕洪雪, 等. 基于"微型积证"理论分析颈动脉硬化患者中医证型特点 [J]. 山东中医药大学学报, 2018, 42 (2): 157-159, 178.

[11] 侯炽均, 叶小汉, 胡传普. 以软坚散结法论治冠心病介入治疗术后再狭窄 [J]. 中西医结合心脑血管病杂志, 2018, 16 (4): 498-500.

[12] 王婷, 叶小汉, 吴锦波, 等. 心脉康方对兔动脉粥样硬化及NF-κB p65 表达的影响 [J]. 广州中医药大学学报, 2020, 37 (10): 1963-1968.

动脉粥样硬化的中医康复疗法

第一节

动脉粥样硬化中医传统特色疗法

"治未病"的思想最早可见于《黄帝内经》，即"不治已病治未病"，这是迄今为止我国医药卫生界所普遍遵守的基本思想。也就是说，我们不仅要治病，更要防止疾病的发生；不仅要防病，还要对疾病变化的趋势进行预测，在病变产生之前求得解救的办法，从而在疾病的治疗过程中把握先机，掌握主动权。

中医的"治未病"在于及早预防，"治未病"是以预防或治疗为基本手段，防止疾病发生、控制疾病发展的方法。"治未病"又包含三种意义：首先是"未病先防"，即预防疾病的发生；其次是"既病防变"，即疾病早期的诊断及治疗，避免疾病恶化；最后是"已变防渐"，即防止并发症、疾病复发及后遗症等。

站在中医的角度来看，疾病发生以后，首先要做的是认识疾病的原因以及机理，掌握疾病由表入里、由浅入深、从简单到复杂的变化规律，力争在疾病的治疗之中掌握主动权，防止疾病传变。例如，在肝病的治疗过程中，可采用健脾胃的方法，这是因为肝病往往容易传至脾胃，健脾胃的本质即是"治未病"。

"治未病"的中心思想在于掌握自然规律，即在结合天地阴阳法则的基础上，对自己的生活方式（如饮食起居）进行调控，其中最为重要的一个观点是养生。中医养生对四时节气有很深的研究，认为这是自然界的规律，而人应当与自然界的规律相协调。例如，春天的时候万物生发，人们需要顺应这股生发之气，做到"被发缓形"，夜卧早起。

动脉粥样硬化是一种常见的血管类疾病，这种疾病越早治疗越好，积极有效地防治动脉粥样硬化可明显降低心脑血管疾病的患病率、减少心脑血管疾病的并发症和改善预后，西医和中医的治疗相得益彰。本书以积证论为基础，以软坚散结法为根本治则，贯穿动脉粥样硬化治疗的始终。中药汤剂和中医传统特色疗法联合使用，调节整体的气血阴阳，以消积翳。患者应该放松心态，积极配合医生治疗。病变部位、时间、程度、受累器官不同，动脉粥样硬化的病证亦不同，望、闻、问、切四诊合参，选择对证的中药汤剂和中医传统特色疗法尤为重要。

动脉粥样硬化的病因病机复杂，在中医诊疗中，不同的流派有不同的学说。现代中医学将动脉粥样硬化归纳为气血津液病，学者认为痰瘀客于脏腑经络为本虚标实之证，与肝、脾、肾三脏的关系最为密切。另外，有个别学者提出邪毒理论，认为除内伤外，外感邪毒也可导致动脉粥样硬化的发生。除了本书提出的软坚散结法外，根据比较主流的学说，另外一些治法可总结为活血化瘀法、益气活血法、清热解毒法。可选用的中医传统特色疗法有数十种，本书着重介绍以下六种，分别为中药穴位敷贴疗法、耳穴压豆法、中药封包法、中药沐足法、针灸疗法及药膳。

一、中药穴位敷贴疗法

中药穴位敷贴疗法源远流长，属中医外治法范畴，是中医学的重要组成部分。它将中药制成软膏、药饼，敷贴于人体经络相关穴位上，通过穴位渗透皮肤，导入脏腑，直达患病之处，激发全身的经气，起到沟通表里、调和营卫、宣肺化痰、止咳平喘、健脾益肾、鼓舞人体正气、调整阴阳平衡的作用，以达到预防和治疗疾病的目的。

中药穴位敷贴疗法是在指定的穴位上敷贴某种药物，通过药物和穴位的共同作用来治疗疾病的一种外治法。其中某些带有刺激性的药物敷贴腧穴可以引起局部皮肤起疱，甚至化脓，故又称"发疱疗法"或"天灸"。

中药穴位敷贴疗法治疗疾病，早在《黄帝内经》中就有桂心、蜀椒、干姜渍酒以熨寒痹的记载。晋葛洪《肘后备急方》曰，治寒热诸疟，"临发时，捣大附子下筛，以苦酒和之，涂背上"。其后，《小品方》《备急千金要方》《外台秘要》《太平圣惠方》《针灸资生经》等书，都有关于中药穴位敷贴疗法的记载。如明代《普济方》说："治鼻渊脑泻，用生附子为末，煨葱涎和如泥，傅涌泉。"李时珍《本草纲目》载："方家治肿满、小便不利者，以（商陆）赤根捣烂，入麝香三分，贴于脐心，以帛束定，得小便利即肿消。"清代名医吴师机著《理瀹骈文》，是以膏药敷贴疗法治疗诸病证的专书，其中不少方法属于中药穴位敷贴疗法的范畴。

现代医学证明，中药穴位敷贴疗法有局部刺激作用，可使局部血管扩张，促进血液循环，改善周围组织的营养，通过神经反射激发机体的调节作用，使其产生抗体，提高免疫功能，增强体质。

1. 中药穴位敷贴疗法的注意事项

①个别患者敷贴后局部皮肤出现发红、微痒及灼热感，这时应揭去敷贴药，无须特殊处理；过敏严重者，应立即暂停敷贴，及时就诊。

②患儿年龄不同，每天每次敷贴时间长短各异。0~6个月敷贴4~6小时，6个月~1岁敷贴4~6小时，1~3岁敷贴4~6小时，3岁以上敷贴6~8小时。尽量避免使用白芥子、细辛、芒硝等对皮肤刺激性较大的药物，药粉最好细腻。皮肤易过敏的患儿尽量反贴和稀释溶媒的浓度，敷贴前最好涂

抹抗过敏的药膏。

③饮食、生活上有所节制。敷贴期间饮食宜以清淡为主，忌海鲜等易致敏食物，戒牛肉、烧鹅、鸭、花椒、八角茴香、小茴香、羊肉等温燥之品，忌大量进食寒凉之品及辛辣等刺激性食物，另外要保持睡眠充足和情绪乐观。敷药治疗不宜空腹进行，不宜剧烈运动，注意休息。

④治疗前清洁背部，以防感染。敷药处出现热、凉、麻、痒、蚁行感或轻中度疼痛属于正常现象，一般无须处理；取下药膏后如出现灼痛感，可涂烫伤膏等，切忌外用刺激性药物，以免进一步伤害皮肤；如出现小水疱或小水疱已破，应保持局部清洁以避免感染，若出现大水疱，应到医院接受治疗。

⑤慎用人群：合并有艾滋病、结核病或其他感染者；合并有糖尿病、血液病、恶性高血压、严重心脑血管疾病、支气管扩张、恶性肿瘤、慢性阻塞性肺疾病急性期者。禁用人群：敷贴部位有皮肤创伤、皮肤溃疡、感染者，对敷贴药物或敷料成分过敏者，瘢痕体质者，咳黄浓痰、咯血者，孕妇，等等。

2. 中药穴位敷贴疗法的作用

中药穴位敷贴疗法主要是通过刺激特殊穴位加上皮肤吸收药物来达到治疗效果。它能够起到活血化瘀、祛风排毒、舒筋活络的作用，所以临床应用非常广泛。我们在使用这种方法进行治疗的时候，一定要遵从医生的嘱咐，严格按正规流程进行操作，这样才会得到最好的疗效。

3. 中药穴位敷贴疗法的好处

中药穴位敷贴疗法的好处非常多。它主要是以中医经络学为理论依据来治疗疾病的一种无创痛穴位疗法，对于治疗某些皮肤疾病以及肌肉酸痛等症状有着非常好的效果，能够有效改善患者的病情，缓解患者的症状。所以当患者发现自己有这类情况时，可以使用这种方法进行辅助治疗，这对控制病情的发展有非常大的帮助。患者在用药的过程中，一定要密切关注自己的身体状况，如果发现身体有异常情况，或者长时间用药之后病情没有好转，那么应该及时停药，并且调整治疗方法，尽量避免意外的发生。

二、耳穴压豆法

耳穴就是分布于耳郭上的腧穴，也叫反应点、刺激点。当人体脏腑或躯体有疾病时，耳郭的相应部位往往会出现局部反应，如压痛、结节、变色、导电性能等。这些现象可以作为诊断疾病的参考依据，或通过刺激这些反应点来防治疾病。

耳与脏腑经络有着密切的关系。各脏腑组织在耳郭均有相应的反应点。刺激耳穴对相应的脏腑有一定的调治作用。刺激耳穴的主要方法有针刺、埋针、放血、耳穴贴压、磁疗、按摩等。

耳穴压豆法是用胶布将药豆准确地贴于耳穴处，给予适度的揉、按、捏、压，使其产生麻、胀、痛等刺激感应，以达到治疗目的的一种外治疗法。它又称耳郭穴区压迫疗法。

根据不同症状，可辨证后取内分泌、皮质下、神门、交感、心、肝、肾穴。每次取一侧耳穴，双耳交替使用。对耳郭进行常规消毒后，按操作流程，先将王不留行籽粘于一小方块胶布的中心，每块1粒，依次贴压在所选穴位上，边贴边按压，直至耳郭出现胀痛感和灼热感为止，并嘱患者每天自行按压3~5次，隔2天换贴1次，15次为1个疗程。

刺激耳穴有两种常见的按摩手法：①捏揉耳郭法。示指贴耳郭内层，利用示指、拇指自上而下捏揉耳郭，直至耳根发热发红为止，此按摩手法可有效缓解颈椎酸痛。②按揉耳道法。示指伸入耳道内进行旋转，发热后迅速拔出，每天坚持可改善老年人的听力。

三、中药封包法

中药封包法是近年来推广应用的实用新技术。选用具有活血逐瘀、温经止血、通络止痛、散寒通痹作用的药物，通过远红外线、磁场的共同作用，将治疗包中的中药活化物质转化为离子形态，透过皮肤直接作用于患病部位，发挥活血化瘀、疏通经络、祛风除湿、消肿止痛、强筋壮骨、行气止痛等作用。中药封包法能够调和气血、祛风散寒、解除疼痛，对腹痛、腰肌劳损、关节痛、肾虚肾亏等病具有立竿见影的舒缓效果。

因机体功能的日渐衰退，老年人的各项生理指标都处于一个相对较低的状态，免疫力难免有所下降，秋冬季节的常见病接踵而至。中医认为，秋冬季节的疾病主要由风、寒、湿等邪气入侵人体所致，要祛走这些恼人的邪气，必须使用温热之法，而临床上常用的中药封包法正好能发挥祛风散寒、祛湿止痛的作用。不仅如此，中药封包法对治疗动脉粥样硬化也有一定效果。

1. 中药封包法的治疗特点

①操作便捷、安全。中药封包法的操作过程十分简单，将药包加热，然后热敷即可。患者在治疗期间，既不会有打针的疼痛感，也不会有口服药物的副作用，使用起来十分安全。②无毒副作用。上文提到，中药封包法是一种典型的中医外治法，它可以极大地避免内服药物的毒副作用，使用时不用担心神经、血管、肌肉等组织和肠道因口服药物的刺激而产生损伤。③治疗效果好。中药封包法的使用原理是将药包直接热敷于患处表面，药性可以透过皮毛由表入里，快速渗透。这样做有两大好处：第一，中药封包法能使患处局部药物的浓度达到最大值，使药性直达病灶；第二，在药物透过皮肤被吸收之后，药性可以通过经络贯通运行，直达脏腑失调的病所，从而施展最大的全身药理效应。

其实中药封包治疗就是在加热药包后，将其敷在患处，利用封包内的中药及热度，达到通经络、调气血、减轻病痛的目的。由于药包内的中药成分不同，它们的作用也不一样，医生将按照患者的患病部位及症状等因素，选择相应的穴位为患者进行中药封包治疗，对症下药才能取得更好的疗效。

2. 中药封包法的治疗作用

①中药封包法通过远红外线、磁场的共同作用，达到消除无菌性炎症及水肿，改善无氧代谢功能的目的。它能把有效的中药活化物质转化为离子状态，通透渗透皮肤，直接渗入病灶，克服血脑屏障，集中药效。医生应当对症用药、辨证施治，针对不同的疾病导入不同的中药活化物质。②见效快，无毒副作用，疗效稳定。中药封包法可用于解除或缓解中风引起的各种肢体麻木乏力、活动不利，颈椎病引起的头晕，腰椎间盘突出引起的腰痛、腰酸，等等。它能够通过温通经络、消肿散结、祛湿散寒等作用，达到防病保健、治病强身的目的。

3. 中药封包法治疗动脉粥样硬化的注意事项

①核对医嘱，了解患者的外伤史、感受寒凉史及主要症状。②外科腹痛者评估证候属性，女性患者评估月经期及孕产史。③检查中药封包治疗的局部皮肤有无破损和炎症，以及该处皮肤知觉的敏感度。④了解患者的年龄、当前的心理

状态，以及对操作者及该项操作的信任度。⑤药物温度不能太高，避免烫伤患者的皮肤。⑥若出现红疹、瘙痒、水疱等过敏现象，应暂停使用。

四、中药沐足法

现代医学证实了"人老脚先老""寒从脚下起""小看脚一双，头上增层霜"等俗语，说明脚的健康不仅关系到全身健康，而且和人的寿命有很大关系。因为人的脚掌有无数神经末梢，同时又密布众多血管，故有"第二心脏"的美称。另外，脚掌远离心脏，血液供应少，表面脂肪薄，温度较低，且与上呼吸道尤其是鼻腔黏膜有密切的神经联系，所以脚掌一旦受寒，就可引起上呼吸道局部体温下降和抵抗力减弱，导致感冒等多种疾病。而沐足作为一种良性刺激，可使植物神经和内分泌系统得到调节，有益于大脑细胞增生，可增强人的记忆力；同时，沐足能使体表血管扩张，血液循环得到改善。可见，沐足对人的身心健康大有裨益。实践表明，沐足不失为一种可靠的局部浸润疗法。沐足不仅可防治足部疾病，如脚气、脚垫、脚冻、脚干裂，以及下肢麻木、酸痛、发凉、肿胀等病症，而且可防治感冒、关节炎、高血压、神经衰弱、眩晕、失眠等问题。

用热水泡脚即为沐足，它属于中医足疗法的内容之一，也是一种常用的外治法。用热水泡脚既解乏，又利于睡眠。

同时，在水中加点中药，还可以起到其他作用。沐足可以改善局部血液循环，祛除寒冷，促进代谢，最终达到养生保健的目的。用合适的中药沐足对治疗脚气也有一定的作用。沐足是养生的关键，能够清除人体血液中的垃圾和病变沉渣，起到清洁人体的作用，还能抵抗各种疾病。

脚又被称作人体的"第二心脏"，这是因为已经有研究证明人的双脚上存在与各脏腑器官相对应的反射区和经络，当用热水沐足时，可以刺激这些反射区，促进人体血液循环，调理内分泌系统，增强人体器官功能，取得防病、治病的保健效果。同时，热刺激会使足部微循环加快，毛孔开放，在这个基础上结合磁疗的磁力线很容易穿透，作用于脚部的重要穴位和脏腑器官投射区，使泡脚治病的效果增加数倍。

中药沐足法的好处：①促进血液循环。从养生理论的角度来看，脚离人体的心脏最远，且负担最重，因此最容易出现血液循环不畅。人之有脚，犹似树之有根，树枯根先竭，人老脚先衰。尤其是对于那些经常感觉手脚冰凉的人来说，热水泡脚是一个极好的方法。②刺激足部的穴位、反射区和经络。从医学理论的角度来看，脚上有人体各脏腑器官的反射区、穴位和经络。很多人都做过足疗，在按摩师点压我们的脚时，会感觉疼痛、酸胀，这种情况基本可以说明我们相应的脏腑有问题。人体脚上有六条重要的经络，包括三条阳经（膀胱经、胃经、胆经）的终止点和三条阴经（脾经、肝经、肾经）的起始点，因此，热水沐足也等于刺激了这六条最重要的经络。③对很多疾病的治疗有很好的辅助作用。人们常说"富人吃补药，穷人泡泡脚"，可见中药沐足的作用很大。尤其在现代社会，空调的大量使用，再加上人们普遍爱吃凉的食物，会使体内多寒湿，中药沐足可以帮助人体排寒。

五、针灸疗法

针灸疗法，即利用针刺与艾灸进行治疗，起源于新石器时代。"针"即针刺，以针刺入人体穴位治病，它依据的是"虚则补之，实则泻之"的辨证原则，进针后通过补、泻等手法的配合运用，取得人体本身的调节反应；"灸"即艾灸，以火点燃艾炷或艾条，烧灼穴位，将热力透入肌肤，以温通气血。针灸就是以这两种方式刺激体表穴位，并通过全身经络的传导，调整气血和脏腑功能，从而达到扶正祛邪、治病保健的目的。针灸易学易用，在现代家庭医疗中发挥着越来越重要的作用。

脑动脉硬化是当今社会常见的一种疾病，多见于中老年人，在做MRA、CTA或大血管彩色多普勒超声等影像学检查的时候，报告上常见脑动脉硬化。脑动脉硬化最常见的发病原因就是动脉粥样硬化，它是由各种原因导致血管弹性减退，血管管腔狭窄，从而造成脑供血不足。针灸疗法作为传统的中医药疗法，可起到改善脑血流量、疏通经络、活血化瘀的作用，因此，脑动脉硬化的患者可以通过针灸疗法来改善相关症状。

　　动脉粥样硬化是本虚标实之病，治疗上应采取化痰软坚、行气散结、活血化瘀的方法调整脏腑功能，使气血畅通，津液流通，痰瘀消散，从而达到已胶结之痰浊瘀血、日久坚凝之斑块软化消散的目的。内关穴为手厥阴心包经穴，又是络穴及八脉交会穴，能联络表里经，通阴维脉，有维系联络全身阴经的作用；通于三焦经，有疏肝理气、行气活血、平肝潜阳的作用。人迎穴属于足阳明胃经，有通经调气的作用，针刺该穴能使颈动脉段血液动力学得以改变，亦能直接改变颈动脉段血管壁的物理形态，同时改善脑供血。风池穴为手足少阳、阳维之会，通于督脉，针刺该穴可调整头部的阴阳气血，疏通经络，补益脑髓。足三里穴为足阳明经穴，具有健脾益胃、强壮机体的功能，艾灸该穴能够起到调整脾胃、祛湿、化痰涤浊的作用。丰隆穴属足阳明胃经之络穴，具有降痰浊、行气血、化瘀滞、泻热通腑的功能，与足三里穴配伍，共奏健脾祛湿、化痰之效。诸穴合用可使气血灌注周身，心、肝、脾、肾、脑功能正常，达到涤痰开窍、补益脑髓、通调心脉、活血化瘀的目的，起到预防和治疗颈动脉粥样硬化的作用。

六、药膳

药膳发源于我国传统的饮食文化和中医食疗文化，是在中医学、烹饪学和营养学理论的指导下，严格按照药膳配方，将中药与某些具有药用价值的食物相配，采用我国独特的饮食烹调技术和现代科学方法制作而成的具有一定色、香、味、形的美味食品。简言之，药膳即药材与食材相配而成的美食，是中国传统的医学知识与烹调经验相结合的产物。药膳"寓医于食"，既将药物作为食物，又将食物赋以药用，药借食力，食助药威，二者相辅相成，相得益彰；既具有较高的营养价值，又具有防病治病、保健强身、延年益寿的功效。以软坚散结法为根本治则，选用合适的药材与食材搭配，让治疗动脉粥样硬化融入普罗大众的日常生活。

1. 活血化瘀类（孕妇禁服）

（1）三七

三七俗称田七，味甘、微苦，归肝经、胃经，具有散瘀止血、消肿定痛之功效，主治出血证、跌打损伤、瘀血肿痛等病症。近年来科学研究证实，人参中最主要的药用成分为四环三萜皂苷，三七不仅含有该成分，而且含量比人参更高。三七所含黄酮类化合物，有调节血压、扩张冠状动脉、增加冠状动脉血流量、降低心脏耗氧量、减轻心肌工作负担的作用。临床实践证明，三七在治疗由冠心病引起的胸闷、心绞痛方面有良好的疗效，降低胆固醇及血脂的功能也很显著。新陈代谢不正常而形成积翳是导致动脉粥样硬化的根本病机，可采用散瘀（即散结）法祛除血管里的微型积证。

三七分春、秋两季采收，以"春七"品质为佳。"春七"个大，体重，色好，坚实而不空泡。头数越少的三七价值越高。三七如能与肉、骨煲汤，其效用倍增，如三七鸡汤、三七鸽子汤、三七猪骨汤等深受人们的喜爱。我国的三七及三七系列产品畅销东南亚，还进入了美国、加拿大等欧美市场。现在还有方便服用的生熟三七粉、三七片、三七丹参茶、三七花等，三七已融入普罗大众的日常生活。

（2）丹参

丹参味苦，性微寒，归心经、肝经，具有活血祛瘀、通经止痛、清心除烦、凉血消痈之功效，主治胸痹心痛、脘腹胁痛、症瘕积聚、热痹疼痛、心烦不眠、月经不调、痛经经闭、疮疡肿痛等病症。丹参与三七类似，也是生活中特别常见的中药材，既能强心，又能活血。它的服用方法有很多，在煲汤时可以与不同的食材搭配，药用价值特别高。

与丹参搭配的常见食材为瘦肉、鸡肉、排骨等，如丹参瘦肉汤、丹参三七乌鸡汤、丹参排骨汤、丹参桃红乌鸡汤等，它们既美味可口，又具有极佳的疗效。

（3）红花

红花味辛，性温，归心经、肝经，具有活血通经、散瘀止痛之功效，主治经闭、痛经、恶露不行、胸痹心痛、瘀滞腹痛、胸胁刺痛、跌打损伤、疮疡肿痛等病症。

红花既可以与各种食材搭配煮汤，亦可以单独泡水代茶，功效显著。

2. 补虚类

动脉粥样硬化发病者多年过半百，老年人远比年轻人发病率高。本虚标实是动脉粥样硬化的重要病机之一。补虚类药膳对日常防治动脉粥样硬化亦能起到重要作用。虚证又可分为气、血、阴、阳、五脏虚，到底是何种虚证导致动脉粥样硬化，学者们对此有不同见解。针对不同的虚证，可选用搭配药膳的药材颇多。气虚者可选用人参、西洋参、黄芪、五指毛桃等，血虚者可选用当归、阿胶、大枣等，阴虚者可选用沙参、麦冬、石斛、玉竹、生地黄、龟甲等，阳虚者可选用肉苁蓉、巴戟天、鹿茸等。补虚类食材更是数不胜数，可根据个人口味搭配做成药膳。

3. 健脾化痰类

"痰瘀同病"的理论最早由元朝的朱丹溪提出，他认为痰浊之邪停聚经络，必阻滞经络，经络不通，气血不行，则化生为瘀血，与痰浊互结，久之形成脉络积，发而为病。健脾化痰法对日常防治动脉粥样硬化亦能起到重要作用。

（1）天麻

天麻味甘，性平，归肝经，具有息风止痉、平抑肝阳、祛风通络之功效，主治肝风内动、惊痫抽搐、眩晕、头痛、肢体麻木、手足不遂、风湿痹痛等病症。

天麻能有效促进人体脑部血液循环，扩张血管，加快血液流动速度，对中老年高发的痴呆、记忆力减退、口齿不清、面无表情等多种症状都有一定的调理作用。天麻汤还能治疗高血压，增加人体冠状动脉中血液的流量，减少血液对心脏的压力，从而提高心脏功能，降低血压。

天麻是一种常见的中药材，平时人们喜欢把它与鸽子、排骨及猪脑等食材放在一起煲汤喝。

（2）白术

白术味苦、甘，性温，归脾经、胃经，具有补脾、益胃、燥湿、和中、安胎之功效，主脾胃气弱、不思饮食、倦怠少气、虚胀、泄泻、痰饮、水肿、黄疸、湿痹、小便不利、头晕、自汗、胎气不安等病症。

白术可以煲汤，但可搭配的食材不多，多与茯苓、扁豆、陈皮、薏苡仁、冬瓜、猪肉、鸡肉等食材搭配，具有健脾益胃助消化、滋肾益精、补肾养血、滋阴润燥、降低血糖、防治呼吸道感染、促进人体生长发育等作用。

（3）陈皮

陈皮味苦、辛，性温，归肺经、脾经，具有理气健脾、燥湿化痰之功效，主治脘腹胀满、食少吐泻、咳嗽痰多等病症。陈皮入膳不仅味道好，而且能起到缓解胃部不适、治疗咳嗽痰多的作用。中医认为陈皮具有温胃散寒、理气健脾的功效，适合有胃部胀满、消化不良、食欲不振、咳嗽多痰等症状的人食用。现代研究表明，陈皮中含有大量挥发油、橙皮苷等成分，对胃肠道有温和的刺激作用。煲汤时放入10克左右的陈皮即可，切忌用鲜橘皮来代替陈皮。陈皮偏于温燥，有干咳无痰、口干舌燥等症状的阴虚体质者不宜多食。陈皮可搭配的食材很多，可单味煲粥、泡茶、煮糖水等，亦可随机搭配多种食材煲汤。

第二节

动脉粥样硬化的中西医康复之
"七大处方八大法"

正常状态下的动脉富有弹性，但随着时间推移，动脉可能逐渐变硬。除了年龄、性别、高血压、糖尿病、高脂血症、遗传、吸烟、过量饮酒等因素外，现代研究表明肠道功能紊乱、熬夜、长期压力过大、长期抑郁状态、慢性炎症、血同型半胱氨酸增加、高尿酸血症等因素都可以导致动脉管壁逐渐变硬，甚至有研究者提出，动脉粥样硬化是一种缓慢进行的疾病，可能在童年时期就开始了。

动脉粥样硬化是脑卒中、冠心病等心脑血管疾病最重要的病理基础，也就是说，心脑血管疾病是动脉粥样硬化的最终结果。全球每年约有2 000万人死于动脉粥样硬化类疾病，随着现代药物、手术、介入等治疗技术的发展，全球范围内的死亡率呈现下降趋势，但患病率一直居高不下，患病人群甚至呈现年轻化的趋势。动脉粥样硬化的预后与病变部位、病变程度、血管狭窄发展速度、受累器官受损情况及有无并发症息息相关，通常涉及心、脑、肾等重要器官的病变预后不佳。

叶小汉教授根据动脉粥样硬化的主要病理改变（动脉管壁出现脂质条纹、纤维斑块和复合病变等，病变部位平滑肌细胞增生，大量胶原纤维、弹性纤维和蛋白多糖等结缔组织基质形成，以及细胞内、外脂质积聚）提出了动脉粥样硬化的"积聚"和"微观积证"假说，并提出从积证的角度论治动脉粥样硬化。本书前面的章节已经详细讲述了中医药治疗动脉粥样硬化的相关经验、立论依据、病因病机、证候分析及实验研究。中医所谓的"治未病""未病先防""既病防变"理念，其实说的都是一个道理，即"预防胜于治疗"，也就是现代人最崇尚的养生保健。现在我们就来谈谈动脉粥样硬化——这个从我们童年时期就开始进行性变化的"疾病"应该怎么防。

近年来，我国心脑血管疾病的发病人数持续增加，并呈现年轻化趋势。一方面与我国人口老龄化速度加快导致发病人数居高不下有关，另一方面与现代生活节奏加快、生活和工作压力剧增、饮食过度导致营养过剩（肥胖）、高油盐的夜宵及常态化熬夜等有关，但归根结底，心脑血管疾病的发生，绝大多数与动脉粥样硬化、斑块破裂、血管堵塞这一过程密不可分。

《素问·上古天真论》有言："上古之人，其知道者，法于阴阳，和于术数，食饮有节，起居有常，不妄作劳，故能形与神俱，而尽终其天年，度百岁乃去。"

与该表述相对应的是现代社会同样流行的养生之道逐渐被系统化、规范化，尽管国内心脏康复医学尚处于起步阶段，但总归已经踏出第一步。在调整身体和精神的不适应、预防疾病复发、提高生活质量等方面，心脏康复可使心血管疾病死亡率降低25%，同时可降低全因死亡率和心衰住院率。从国家和社会的角度上看，积极建立心脏康复体系，可有效管理心血管疾病患者，提高医疗质量，增强患者的治疗信心和依从性，提升社会满意度，节约社会资源。

中西医结合心脏康复包括"七大处方八大法"，"七大处方"即在药物处方、戒烟处方、运动处方、营养处方、心理处方的基础上，增加手术处方、中医处方，其中中医处方衍生出心脏康复"八大法"，即六字诀调息法、形体导引法、辨证调治法、药膳调养法、精神调摄法、物理外治法、五音疗疾法、自然环境疗法。

一、戒烟处方

吸烟是公认的导致心脑血管疾病的重要独立危险因素，吸烟所产生的氧自由基可直接损伤血管壁，促进动脉粥样硬化斑块的形成，加速斑块的破裂过程。戒烟是心脑血管疾病患者最经济有效的二级预防手段。我国是烟草消费大国，虽然几乎所有人都知道"吸烟有害健康"，但控烟环境仍不容乐观。医生对患者或健康人群进行科学的戒烟指导，有助于提高民众的戒烟率。

1. 戒烟宣教

健康知识对冠心病患者戒烟行为的影响至关重要。患者对吸烟危害及戒烟知识的认知情况都比较好，但这种意识与戒烟行为并不一致，即吸烟者对"吸烟有害健康"的认识较肤浅，还不能以此来控制自己的戒烟行为。因此，必须重视电视等大众传播媒介的作用，加大力度宣传"吸烟有害健康"，营造良好控烟环境。

医生对患者的戒烟宣教同样重要。戒烟是一项具有挑战性的任务，尤其是对于长期烟民而言。住院期间是戒烟的好时机，疾病导致的痛苦、医生及护士的干预、住院制度的要求等因素能使患者增强戒烟意识。

2. 中医药方法

（1）针刺、耳穴疗法

1981年，美国医师欧勒姆通过临床实践将列缺穴附近的一处穴位命名为"甜美"，意为按压即可得到甜美愉悦之感，从而达到戒烟目的。唐薇通过电针刺激"甜美"、列缺穴、足三里穴、太冲穴，观察120余例吸烟者的戒烟情况，结果显示总有效率为86.8%。其中针刺"甜美"及列缺穴可以改变烟草气味；足三里穴属胃经，针刺该穴具有化痰止咳之功效；太冲穴为足厥阴肝经之腧穴，针刺该穴具有疏肝、畅情志之功效。樊淑慧等通过对106例吸烟患者行口、肺、神门、内分泌、交感耳穴治疗联合针刺"甜美"、神门穴、足三里穴、三阴交穴，结果显示4个疗程后总有效率为88.7%。

（2）中药敷贴疗法

顾正荣在戒烟门诊长期治疗吸烟患者后总结经验，组方麝香、薄荷、广藿香、鱼腥草、人参等中药提纯并制膏，同时选择"甜美"、列缺穴，对900例吸烟患者进行双侧敷贴治疗，2周后，治疗组的总戒断成功率高达83%。徐杰将麝香、甘草、薄荷、广藿香等中药浓缩提纯后，制成贴膏贴于患者的"甜美"、列缺穴上并进行穴位敷贴治疗，总有效率高达83%。杨晓波等将平肝潜阳之磁石、化湿止呕之豆蔻、温中止呕之沉香与其他药物结合制成油膏，敷贴于患者的戒烟穴治疗后，取得显著效果。辨证用药以宣肺、健脾、疏肝为主要治法。

此外，中药辨证治疗、运动疗法、心理疏导等都能帮助患者戒烟。

二、运动处方

运动处方是指专业康复医师根据每位患者病情的不同而制定的与瘀滞相适应的运动方案，是各类心血管疾病管理的重要环节。对于普通人来说，养成规律的运动习惯是很重要的，中等强度体力活动（如耐力慢跑、游泳、骑自行车等有氧运动）每周不少于5天，每天30分钟，能使脂肪、胆固醇等物质不易沉积，从而预防或减缓动脉粥样硬化的发展。

科学的运动锻炼应遵循以下原则。

1. 自觉积极性原则

自觉积极性原则指运动者有明确的目标，充分认识运动的价值，自觉积极地进行运动，克服自身的惰性，战胜各种困难，同时，还要有一定的作息制度作保证。

2. 讲求实效原则

讲求实效原则是指在选择运动内容、方法和安排运动负荷时，应根据个人的性别、年龄、职业、健康状况、对运动的爱好和要求、原有的基础及生活条件等实际情况来确定，按照科学的方法进行运动，以取得最佳的运动效果。

3. 持之以恒原则

持之以恒原则是指运动必须经常进行，使之成为日常生活中的重要内容。运动对机体给予刺激，每次刺激都产生一定的作用痕迹，连续不断的刺激作用则产生痕迹的积累。这种积累能使机体的结构和功能产生新的适应，体质就会不断增强，动作技能形成的条件反射也会不断得到强化。因此，运动贵在坚持，不能设想在短时间内取得显著效果，必须长久积累。

4. 循序渐进原则

循序渐进原则是指运动必须遵循人体自然发展、适应的基本规律，从不同的主客观实际出发，合理安排运动负荷，在循序渐进的基础上提高运动水平。运动负荷的大小直接影响人体功能的变化，且是否适宜因人、因时而异。即便是同一个人，在不同的功能状态、不同的时间下，对负荷的承受能力也不尽相同。因此，进行运动时应循序渐进，随时调整运动负荷，逐步提高运动水平。最佳运动负荷计算公式：心率（次/分）= 170 - 年龄。

5. 全面性原则

全面性原则是指运动必须追求身心全面和谐发展，使人体的形态、功能、身体素质及心理素质等方面得到全面协调的发展。人体是由各局部构成的一个整体，各局部均按"用进废退"的规律发展，运动能促进人体新陈代谢，使人体各系统、组织和器官和谐发展，达到身体相对的完善和完美。

太极、八段锦、站桩等传统运动源远流长，至今仍广受人们的喜爱，对心脏康复也有一定的益处。传统运动多是以阴阳为理论基础，其中太极、八段锦等相对为动，属"阳"，静坐、站桩等相对为静，属"阴"。另外，太极中"逢左必右，逢右必左，开中有合，合中有开"等理念无不体现着阴阳变化；而静坐、站桩等看似静止，其实亦有动蕴藏其中，如站桩是形、意、气、力彼此联系、相互制约的整体活动。动中寓静，静中寓动，动以养形，静以养神，只有做到动静兼修，刚柔相应，才能达到心气平和、形与神俱的目的。

将慢跑、游泳、骑自行车等一般运动与传统运动相结合，可以共同促进心脏康复和生活质量提高。

三、营养处方

动脉粥样硬化的发病机制中，可干扰因素与饮食的关系最大，过多摄入能量，过剩的能量则转化成脂肪，而脂肪尤其是胆固醇在血管沉积形成动脉粥样硬化斑块是动脉粥样硬化的病理变化，斑块破裂出血则会导致急性血管事件。如何才能"吃"出健康？最主要的两大原则如下。

1. 总量控制

进食量实际上就是能量摄入量。当能量摄入过多时，消耗不完的碳水化合物则会转化为脂肪，就算是再优质的蛋白质，消耗不完同样会转化为脂肪，也就是说，不论吃进去什么东西，用不完的部分最后都会转化为脂肪，这就增加了动脉粥样硬化发生的风险。

建议每顿摄入量达七至八分饱即可，尽量保持理想体重或逐步向理想体重靠拢。常用的标准体重计算公式：标准体重（千克）＝身高（厘米）－105。60岁以上老年人的标准体重计算公式：60岁以上男性标准体重（千克）＝身高（厘米）×0.65－48.7；60岁以上女性标准体重（千克）＝身高

（厘米）×0.56－33.4。

2. 合理搭配，种类多样

主食粗细搭配，应强调减少精加工米面的摄入。精加工的米面，既去除了有利于健康的膳食纤维和B族维生素，又容易影响血糖与甘油三酯的水平，因此建议每天进食50～75克杂粮。多进食新鲜蔬菜、水果，以保证膳食纤维及维生素、矿物质等微量元素的摄入。每天适量进食鱼肉、瘦肉、脱脂或低脂牛奶、蛋清，以保证优质蛋白的摄入。每天进食3～4个核桃或一小把杏仁等坚果，以保证不饱和脂肪酸的摄入。

控制钠盐、饱和脂肪酸、胆固醇的摄入，尽量避免进食高温油炸食品、肥肉、动物内脏等。限盐有益于高血压的防治，每天不超过5克/人；限油，每天不超过25克/人；限糖，每天不超过25克/人。

中医药膳治疗强调药食同源。《黄帝内经太素》曰："五谷、五畜、五果、五菜，用之充饥则谓之食，以其疗病则谓之药。"此话反映出药食同源的思想。将中药的"四性""五味"理论运用到食物之中，可认为每种食物也具有"四性""五味"，应根据每个人的体质，挑选不同的食物结合不同的烹饪方式，在享受美食的同时进行身体调理。

四、心理处方

"双心门诊"的开展和双心医学学科体系的研究越来越完善，说明临床上心脏疾病合并心理障碍的患者数量不小。国内外研究证实冠心病、高血压等慢性心血管疾病的患者并发心理障碍的概率为40%～50%，心理障碍不仅是冠心病、高血压等心血管疾病的危险因素，而且是影响其疗效与预后的重要因素。

生理-心理-社会问诊模式，即对接诊患者进行详细、耐心的问诊，可获取更全面的病史资料。如考虑患者有精神心理障碍，可进一步使用调查问卷评估，包括患者自评量表（患者健康问卷9项、广泛焦虑问卷、综合医院焦虑抑郁量表、躯体化症状自评量表）和医务人员评估量表（汉密尔顿焦虑/抑郁评价量表）。

确定有精神心理障碍患者的干预治疗主要分为非药物治疗及药物治疗两大类。

非药物治疗主要包括患者宣教、家属宣教、适度运动及音乐疗法等几个方面。

1. 患者宣教

患者是疾病的主要承受者，定期组织患者参加教育讲座，讲解临床常见疾病的发生及预后、用药的目的、药物的治疗作用、用药时间、注意事项、可能出现的毒副作用、饮食与疾病的关系及正确的膳食方法等，使患者对其病情、治疗及护理的了解做到心中有数，使患者积极配合治疗，从而增强患者对疾病治疗的依从性。

2. 家属宣教

家属不要把焦虑、抑郁、恐惧、担忧、紧张等情绪随意表达出来，注意家属之间的沟通，保持和谐的家庭氛围，避免家庭内部产生矛盾。子女应该关注老年人的心理状态并及时与医师沟通，经常关心、照顾老年人，以增加老年人的幸福感。

3. 适度运动

运动可以减轻人的心理压力，患者可根据自己的活动耐力选择合适的运动方式，如爬山、爬楼梯、慢跑、散步、逛公园等，这样既可以增强体质，又可以增强战胜疾病的信心。另外，患者可以培养其他的兴趣爱好，如种花、插花、养鱼、绘画、书法等，这既可减轻心理压力，又可以陶冶情操。

4. 音乐疗法

患者可以适当听一些旋律优美、声音和谐的音乐，音量以自己感觉最佳为宜。听音乐能够分散注意力，减少因疾病和手术产生的恐惧情绪，如焦虑、抑郁等。

另外，对于合并更年期和抑郁症的女性心血管疾病患者，要及时普及更年期的知识，使她们对自身出现的症状有正确的认识，在进行适当心理干预的同时配合抗抑郁治疗，从而改善疾病预后。

药物治疗是精神心理学专科领域，非专科医师不可滥用。

五、中医处方

1. 六字诀调息法

六字诀是一种养气功法，最早见于南朝陶弘景的《养性延命录》，根据天人合一理论，强调自然与人为的相通和统一；根据五行生克理论，按四时节序配合五脏属性，配以呼吸、意念引导，吸入天地之清气，吐出体内之浊气，使气血畅行，解毒散结，达到身心健康、延年益寿之功效。

内容：嘘（xū）——平肝气；呵（hē）——补心气；呼（hū）——培脾气；呬（xì）——调肺气；吹（chuī）——益肾气；嘻（xī）——理三焦。

六字诀基本要领：

①预备势：关节肌肉尽可能放松，形体舒松气也顺通，从而达到体松、意静、气韵自然的状态。静于定中产生，练功时要求神不外驰，集中注意力，排除外在一切干扰。六字诀是动中求静，通过以动促静达到收气、养气之功效，以静养之气促进体内血液循环畅旺。

②呼吸锻炼：六字诀属于吐纳法，即通过调整呼吸来达到吐出脏腑之毒、吸进天地之清气的目的。呼气吐字时略

提会阴，使横膈上升，浊气排出。吸气时轻合嘴唇，舌抵上腭，使会阴放松，腹部自然隆起。呼吸深、细、匀、长，增强呼吸功能，促进肺循环；同时，加强腹内按摩，改善腹腔血液循环，增强胃肠蠕动，促进食物消化及营养吸收；有意识地主动呼吸，吸气时自然放松，也可使神经系统得到放松。

③吐字时口型练习：呼气时不同的口型可以使唇、舌、齿、喉产生不同的形状和位置，从而使胸腹腔产生不同的内在压力，对脏腑的内部运动和经络的运行产生不同的作用力。多项临床观察表明正确的口型影响发音的准确度，而发音比不发音收效更快，只有掌握正确的口型才能准确发音。等到口型正确，腹式呼吸熟练时，自然会呼吸深长，由胸腔深入丹田之内，使真气调动起来，自然而然就会发出准确的音了。

④导引动作柔和，要做到气尽式成，即动作的快慢与吐气的速度一致，并受气的支配。

⑤练功初起不可急于求成，随着动作的熟练及松、静程度的提高，明确经络起始运行路线之后，气感则会自然产生，这与太极中"由招熟而渐悟懂劲，由懂劲而阶及神明"之理论相似，欲速则不达，求急反缓。

⑥按次序练习，六字诀是根据五行生克理论排列的，不宜变更颠倒。肝属木，木旺于春，四季以春为首，所以先练嘘字功以应天时；木生火，心属火，练呵字功可以补养心

气；再练呼字功补脾；呼字功之后练呬字功补肺气；继而练吹字功；最后练嘻字功，导引行气使全身气血通调。

现代人体物理学研究证实，在发不同音字诀时可引起人体上、中、下三焦不同部位的共振，这为六字诀应用于疾病康复提供了一定的生物物理学基础。

2. 形体导引法

形体导引法对人体的保健防病功效早已被几千年的实践所证实，现代科学也令人信服地证明了形体导引法能够有效调节人体的中枢神经系统功能，增加血液中的有益成分，增强免疫力，从而彻底改善身体素质，延缓衰老。简而言之，即外练筋骨皮，内练精气神。八段锦、十二段锦、五禽戏、太极拳、太极剑、回春功、八部金刚功、易筋经等都是现代人耳熟能详的形体导引法。此处列举八段锦、新编五禽戏、简化太极拳的动作要领以作参考。

（1）八段锦

①两手托天理三焦：两手如捧物由腹前提至胸前，翻掌心向下，然后两小臂内旋，双手托至头上，充分展臂如托天状，同时提起脚跟，吸气；两臂外旋转掌心向身体，顺体下落至身体两侧，同时脚跟落地，呼气。重复动作6遍。

②左右开弓似射雕：接上式，左脚向左迈出一步成马步，两侧小臂在胸前交叉，左臂在里，右臂在外，两手变拳，左手示指向上翘起，拇指与示指成八字撑开，左臂向左

侧推出并伸直，眼看向左手指，同时右手向右侧平拉，如拉弓射箭状。两拳变掌，经体侧划弧收回，同时收回左脚，恢复成自然站式。左右相反重复，交替各做6遍，配合呼吸，拉弓展胸时吸气，还原起立时呼气。

③调理脾胃须单举：左手自身前成竖掌向上高举，继而翻掌上撑，指尖向右，同时右掌心向下按，指尖朝前，左手俯掌在身前下落，同时引气血下行，全身随之放松，恢复成自然站立式。左右相反重复，交替上举各6遍。

④五劳七伤向后瞧：两脚平行开立，与肩同宽，两臂自然下垂或叉腰，头颈带动脊柱缓缓向左拧转，眼看后方，同时配合吸气，头颈带动脊柱徐徐向右转，恢复前平视，同时配合呼气，全身放松。左右相反重复，交替各做6遍。

⑤摇头摆尾去心火：马步站立，两手叉腰，缓缓呼气后拧腰向左，屈身下俯，将余气缓缓呼出，动作不停，头自左下方经体前至右下方，如小勺舀水般引颈前伸，自右侧慢慢将头抬起，同时配以吸气，拧腰向左，身体恢复成马步桩，缓缓深长呼气。同时全身放松，呼气末尾，两手同时做节律性掐腰动作数次。左右相反重复，交替各做6遍。

⑥两手攀足固肾腰：两脚平行开立，与肩同宽，两掌分按脐旁，两掌沿带脉分向后腰，上体缓缓前倾，两膝保持挺直，同时两掌沿尾骨、大腿向下按摩至脚跟，沿脚外侧按摩至脚内侧，上体展直，同时两手沿两大腿内侧按摩至脐两

旁。如此反复俯仰6遍。

⑦攒拳怒目增力气：两脚开立，呈马步状，两手握拳分置腰间，拳心朝上，两眼睁大，左拳向前方缓缓击出，成立拳或俯拳皆可，击拳时宜微微拧腰向右，左肩随之前顺展拳变掌，臂外旋握拳抓回，呈仰拳置于腰间。左右相反重复，交替各做6遍。

⑧背后七颠百病消：两脚平行开立，与肩同宽，或两脚相并，两臂自身侧上举过头，脚跟提起，同时配合吸气，两臂自身前下落，脚跟亦随之下落，并配合呼气，全身放松。如此重复起落6遍。

（2）新编五禽戏

2001年，国家体育总局健身气功管理中心成立后，委托上海体育学院迅速展开对五禽戏的挖掘、整理与研究，并编写出版了《健身气功·五禽戏》，2003年由人民体育出版社出版发行。"健身气功·五禽戏"的动作编排按照《三国志》的虎、鹿、熊、猿、鸟的顺序，动作数量按照陶弘景《养性延命录》的描述，每戏两个动作，共十个动作，分别仿效虎之威猛、鹿之安舒、熊之沉稳、猿之灵巧、鸟之轻捷，力求蕴涵"五禽"的神韵。

①虎戏：自然站立，然后俯身，双手着地，用力向前跳跃，同时吸气，落地后稍停，身体后缩并呼气，重复三次（此动作活动幅度较大，可量力而行）。跳跃三次后，双手

先左后右向前移动，同时双脚向后移动，头尽量抬起（吸气），稍停片刻后可将头放低向前视（吐气）。最后，先迈左手和右脚，后迈右手和左脚，向前爬行七步，然后后退七步。需要注意的是，在俯身爬行时，后腿膝盖不要过于弯曲，动作也不要过快。

②鹿戏：和虎戏一样四肢着地，头先向左转，尽量向左后看（吸气），停留片刻，恢复原位（呼气），以同样的方法头向右转，重复左转三次、右转两次。再抬起左腿，然后左脚尽量向后伸（吸气），停留片刻，恢复原位（呼气），以同样的方法抬右腿，然后右脚尽量向后伸，重复左腿伸展三次、右腿伸展两次。

③熊戏：仰卧，双腿膝盖弯曲拱起，同时双脚离开床面（最好不要在冰凉的地面上），双手抱住膝盖，头用力向上，使肩膀和背部离开床面（吸气），像做到一半的仰卧起坐一样，略微停止，先以左肩落到床面上（吐气），然后头颈继续用力向上，恢复刚才的姿势（吸气），再以右肩下落（吐气），如此左右交替反复各七次。起身，双脚放在床上，膝盖弯曲，就像坐在草坪上的姿势，双手分别按在左右两边，抬左手和右脚，用右手和左脚撑起身体，稍稍离开床面即可，然后换成抬右手和左脚，如此左右交替反复片刻即可。这里的动作不宜过快，以免手腕受伤。可以找一个结实的门框，双手抓握门框，使身体悬空，做引体向上（向上时

吸气，向下时呼气），重复七次。还可用左脚背勾住较为结实的横杆（门框有点危险），双手放开，头和身体随之向下，呈倒悬姿势，稍停，身体向上，双手抓住横杆，换成右脚，如此左右交替反复各七次。这些动作都需要较大的力量，危险度也比较高，应该量力而行。

④猿戏：猿戏主要是为了锻炼身体。练猿戏时，要效仿猿猴的敏捷好动，表现出纵山跳涧、攀树蹬枝、摘桃献果的神态。猿戏有助于发展人体的灵活性，它具体可分为猿提和猿摘。猿提动作一为两掌在体前，手指伸直分开，再屈腕撮拢捏紧成"猿钩"。猿提动作二为两掌上提至胸，两肩上耸，收腹提肛；同时，脚跟提起，头向左转；目随头动，目视身体左侧。猿提动作三为头转正，两肩下沉，松腹落肛，脚跟着地；"猿钩"变掌，掌心向下；目视前方。猿提动作四为两掌沿体前下按落于体侧；目视前方。猿提动作五至动作八同猿提动作一至动作四，唯头向右转。重复猿提动作一至动作八一遍。猿摘动作一为左脚向左后方退一步，脚尖点地，右腿屈膝，重心落于右腿；同时，左臂屈肘，左掌成"猿钩"收至左腰侧；右掌向右前方自然摆起，掌心向下。猿摘动作二为身体重心后移；左脚踏实，屈膝下蹲，右脚收至左脚内侧，脚尖点地，成右丁步；同时，右掌向下经腹前向左上方画弧至头左侧，掌心对太阳穴；目先随右掌动，再转头注视右前上方。猿摘动作三为右掌内旋，掌心向下，沿

体侧下按至左髋侧；目视右掌；右脚向右前方迈出一大步，左腿蹬伸，身体重心前移；右腿伸直，左脚脚尖点地；同时，右掌经体前向右上方画弧，举至右上侧变"猿钩"，稍高于肩；左掌向前、向上伸举，屈腕撮钩，呈采摘势；目视左掌。猿摘动作四为身体重心后移；左掌由"猿钩"变为"握固"；右手变掌，自然回落于体前，虎口朝前；随后，左腿屈膝下蹲，右脚收至左脚内侧，脚尖点地，成右丁步；同时，左臂屈肘收至左耳旁，掌指分开，掌心向上，成托桃状；右掌经体前向左画弧至左肘下捧托；目视左掌。猿摘动作五至动作八同猿摘动作一至动作四，唯左右相反。重复猿摘动作一至动作八各一遍后，左脚向左横开一步，两腿直立；同时，两手自然垂于体侧。两掌向身体侧前方举起，与胸同高，掌心向上；目视前方。屈肘，两掌内合下按，自然垂于体侧；目视前方。

⑤鸟戏：自然站立，吸气的同时抬起左腿，双手向上抬起至水平，像十字架的形状，尽量扬起眉毛，鼓足气力，好像自己要飞翔一样，呼气的同时左脚回落地面，双手同样回落，以同样的方法，左右交替反复各七次。然后坐下，弯曲右腿，双手抱住膝盖，将右腿靠近胸口（吸气），稍停后恢复原位（吐气），以同样的方法，左右交替反复各七次，双臂像小鸟展翅一样上下挥动七次，手臂要保持在身体的侧面上。鸟戏较为轻松，可作为最后的放松运动。

（3）简化太极拳

简化太极拳从起势到收势共24式，每一式之间动作连贯，详细讲解可观看学习视频，此处仅阐述练习简化太极拳的动作要领及其特点。

练习二十四式简化太极拳的全过程都要求用意念引导动作，把注意力贯注到动作中去，做到"神为主帅，意动身随"；注意放松，在保持身体正常姿势的情况下，身体各部位的肌肉、关节做到最大限度地放松，在做动作的过程中，要避免使用拙力和僵劲，人体的脊柱按自然的状态直立，头、躯干、四肢等部位自然、舒展地活动，达到式式连贯、处处圆活、不僵不拘、周身协调、动作自如的状态；上下相随，周身协调，以腰为轴，由躯干带动四肢进行活动；分清虚实，稳定重心，在太极拳的套路中，动作之间的连接，以及位置方向的改变，都贯穿着步法的变换和重心的转移，同时，还要讲究身法和手法的运用，不论由虚到实，还是由实到虚，既要分明，又要连贯衔接，做到势断意不断，一气呵成；自然呼吸，气到丹田，动作轻松柔和，要求呼吸平和，且要增加呼吸的深度，以满足机体对氧气的需要，太极拳运动强调运用腹式呼吸，以横膈上下活动完成"气沉丹田"，让腹部存养涵蓄，不使气上浮，这样在练拳时就不会因缺氧而气喘，并有助于稳定重心。

3. 辨证调治法

辨证调治法是循证用药和个体化治疗的有机结合，既辨病又辨证，病证相结合，方证相应和，是中医理、法、方、药在临床上的具体应用。通过病证找出疾病的内因，并有针对性地进行调理，从而达到治疗目的，体现了中医治病求本的原则。

4. 药膳调养法

天食人以五气（臊、焦、香、腥、腐），地食人以五味（酸、苦、甘、辛、咸），五气、五味及五脏的中医理论为中医心脏康复治疗奠定了良好的食疗基础。药物治疗疾病应适可而止，需要与谷、果、畜、菜相互配合并综合运用，充分发挥饮食营养对人体的积极作用，以达到治愈的目的。因此，食疗是中医心脏康复的重要措施。

药膳遵循了《黄帝内经》中"五谷为养，五果为助，五畜为益，五菜为充，气味合而服之，以补益精气"的原则，既可补充食疗功能的不足，又可增强药物的治疗效果。如：补气药能改善心肌能量代谢，增强心肌收缩力，抑制心肌肥厚及心室重构；活血药可改善微循环，改善冠心病PCI术后由微循环障碍引起的心绞痛。

5. 精神调摄法

善医者先医其心，而后医其身，其次则医其未病。中医"双心"理论与现代"双心医学"同出一辙，"心主血脉"

同现代医学的心脏功能，"心主神明"同现代医学的精神、心理，但中医"神明"的含义比现代医学的精神、心理宽泛很多，现代医学的精神、心理多指焦虑、抑郁状态，而中医的"心主神明"包括了精神、意识、思维、情志、人整体的形象以及面色、眼神、言语、反应等。中医"双心"理论的研究和治疗对现代医学的焦虑、抑郁状态有明显的改善作用。

6. 物理外治法

物理外治法是以突出中医外治为特色的中医药学术，是在中医理论的指导下从体外进行治疗的方法，与内治法相辅相成、相互协同，以促进疾病的康复及身体的调理。《素问·阴阳应象大论》有言："善治者治皮毛，其次治肌肤，其次治筋脉，其次治六腑，其次治五脏，治五脏者，半死半生也。"中医外治法疗效独特，作用迅速，具有简便廉验的特点。常用外治法包括针刺、艾灸、按摩、刮痧、耳穴疗法、熏洗、针刀疗法、脐针疗法、穴位敷贴、中药硬膏敷贴、沐足等。

将经络理论与中医辨证相结合，针对不同部位选取不同配穴和外治手段，以达到最佳的治疗效果。

7. 五音疗疾法

《黄帝内经》提出的"五音疗疾"理论指出百病生于气，而止于音。根据中医传统的阴阳五行理论和五音对应，用"角、徵、宫、商、羽"五种不同音调的音乐来治疗疾病，五音合五脏。"角"音调畅平和，善消忧郁，助人入眠；"徵"音抑扬，通调血脉，抖擞精神；"宫"音悠扬谐和，助脾健运，旺盛食欲；"商"音铿锵肃劲，善治躁怒，使人安宁；"羽"音柔和透彻，发人遐思，启迪心灵。

中医心理学认为音乐可以深入人心，音乐可以感染、调节情绪，进而影响身体状态。当音乐振动与人体内的生理振动（如心跳、呼吸、脉搏等）相吻合时，就会产生生理共振、共鸣，这是五音疗疾法的基础。

8. 自然环境疗法

自然环境疗法是指利用自然界的新鲜空气、阳光、植物等达到促进身体健康的目的，主要包括空气疗法、日光疗法、香花疗法等。

（1）空气疗法

空气疗法是指全身沐浴于空气中以摄取自然界的新鲜空气，并做深呼吸的方法。自然界的清气是人体生命活动赖以维持的基本物质之一，人体通过肺的呼吸运动进行排浊吸清，浊气出则五脏调和，清气入则五脏得养。该法必须在空气清新的环境中进行，以日出平旦、万籁俱寂、千家未炊之时为佳。

（2）日光疗法

日光疗法是指利用太阳光对身体的照射促进身心疾病

康复的方法。日光是天地间最精华的阳气，对人体生命活动有至关重要的作用。人与天地相应，天之阳气可充实人体阳气，人体背部属阳，行于背部的督脉总督一身之阳经，主持一身之阳气，阳气得壮，气血和畅，阴寒得除。日光疗法一般以江湖滨海为佳，楼顶阳台亦可，以光照充足、空气清爽、安静清洁的环境为宜，春、夏、秋季一般以8时至10时为好，冬季以11时至13时为好，每次晒浴1小时左右，或以温暖和畅为度。晒浴时可戴帽、墨镜以防目眩，播放优美的音乐可减少烦闷感。

（3）香花疗法

香花疗法是指利用鲜花的色香味促进人体身心疾病康复的方法。现代研究表明：水仙、莲花的香气使人温馨；紫罗兰、玫瑰的香气使人愉悦；柠檬花、橘子花的香气使人兴奋；茉莉、丁香的香气使人镇静、沉着。在室内摆设不同的香花或在花园观赏香花，可怡情悦目、畅达情志，改善不良情绪。

常用香花配方：①解郁方，包含牡丹花、芍药花、桃花、梅花、紫罗兰、柠檬花、茉莉、栀子花、兰花、桂花、郁金香等，可用于情志抑郁、多思善虑者。②宁神方，包含合欢花、百合花、菊花、水仙、兰花、茉莉、莲花等，可用于失眠、烦躁者。

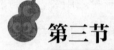

第三节

中医"治未病"思想与动脉粥样硬化的防治

一、中医"治未病"思想的来源和意义

1. 中医"治未病"思想的来源

"治未病"一词最早出现于《素问·四气调神大论》："是故圣人不治已病治未病，不治已乱治未乱，此之谓也。夫病已成而后药之，乱已成而后治之，譬犹渴而穿井，斗而铸锥，不亦晚乎。"该理论强调了"治未病"的重要性，奠定了"治未病"的理论基础。至唐代，医家孙思邈将疾病分为"未病""欲病""已病"3个层次。中医"治未病"思想发展到现在，其含义有三：一是"未病先防"，即在疾病未发生之时调养身体，增强正气及抗邪能力，防止疾病的发生。二是"既病防变"，即患病之后应及时采取有效措施进行早期诊断和治疗，截断疾病的发展、传变或复发。三是"瘥后防复"，即除邪务尽之后应扶助正气，强身健体，防

止旧病复发。

"治未病"思想是中国传统文化中忧患意识的体现，古代著述中有关忧患意识的记载甚多。如《周易·系辞下》曰："君子安而不忘危，存而不忘亡，治而不忘乱，是以身安而国家可保也。"《论语》中曾子说"吾日三省吾身"，强调人们应该时时反省自己的所作所为是否符合礼义仁爱。《孟子》中有"生于忧患而死于安乐"等思想。欧阳修《新五代史·伶官传序》曰："忧劳可以兴国，逸豫可以亡身……"这些都是忧患意识的具体体现。忧患意识已经成为"君子"自身道德修养的重要内容之一。从社会发展的本质来看，忧患意识存在于人类实践活动的一切领域，对待自然、社会、人类自身时都可能产生忧患意识。

受中国传统文化的深刻影响，人们对于自身的健康和疾病问题也充满着忧患意识。如《周易·既济》曰："君子以思患而豫防之。"这是最早关于预防思想的表述，而这一预防思想是建立在忧患的基础之上的。《道德经》也说："知不知上，不知知病。夫唯病病，是以不病。圣人不病，以其病病，是以不病。"续上述思想之绪余，《黄帝内经》提出"圣人不治已病治未病"。"治未病"思想充分体现了中国传统文化居安思危的忧患意识，居安思危则安，居安思安则危；未病思防则健，未病不防则病。这也说明在中国古代，治国、治人理无二致。

　　现代医学面临着诸多忧患问题：医疗的进步无法遏制新疾病不断出现的势头，医源性疾病逐渐增多；老龄化社会使老年性疾病的发病率不断上升，医疗费用大幅增加，社会负担加重，由此引发全球性的医疗危机。想要解决这场危机，必须把医学发展的战略优先性从"以治愈疾病为目的的高技术追求"转向"预防疾病和损伤，维持和促进健康"，这就是在当前大力倡导中医"治未病"医学模式的现实意义。

　　中医"治未病"思想的实质是对生命的尊爱，当人体处于"未病"状态下就应该注意防止疾病的发生，而保养生命是医学的最高境界。《黄帝内经》称"宝命全形"，唐代医家孙思邈在《千金要方·诊候》中说："上医医未病之病，中医医欲病之病，下医医已病之病。"人的生命状态可以分为"未病""欲病之病""已病"三种，即健康人、欲病之人（亚健康人）、患病人；现代医学也可以分为三等，"上医"的职能是做好养生保健以维护健康，"中医"的职能是早期干预以防发病，"下医"的职能是治疗疾病。这里把"治未病"的医生称为上等的医生。诚如《证治心传》所说："欲求最上之道，莫妙于治其未病。""治未病"是"最上之道"，也就是医学的最高境界。《黄帝内经》把主张"治未病"的养生理念放在首要位置，是寓有深意的。元代医家朱丹溪说："今以顺四时，调养神志，而为治未病者，是何意耶？盖保身长全者，所以为圣人之道。"明代医家张介宾在《类经附翼·医易义》中说："履霜坚冰至，贵在谨乎微，此诚医学之纲领，生命之枢机也。"张氏认为"履霜坚冰至"强调"谨乎微"，施之于医，则为"治未病"，并把这一思想放到"医学之纲领，生命之枢机"的高度。

纵观古今中外，医学一直以来体现着的本质特性是人文关怀，其根本宗旨是促进和维护人类的身心健康和生命活力。医生的道德修养集中体现在以人的价值为核心价值，这种职业精神专注于生命的价值和对个体自由及尊严的尊重，并处处体现在医疗实践活动中人性化的处理方式上。中医"治未病"理念充分体现了"以人为本"的人文思想。

中医"治未病"的核心就是一个"防"字，并强调要达到"防"的目的，关键在于保养身体、培育正气、提高机体的抗邪能力。包括"治未病"在内的中国传统医学的思想理念，都强调身心统一的生命整体观，以及人与社会、人与自然和谐统一的天人合一论。中国传统医学的指导思想为打造新的医学模式提供了理论基础，"治未病"和21世纪医学目的调整的方向是完全一致的。陈竺院士在首届"治未病"高峰论坛暨"治未病"健康工程启动仪式上指出，"治未病"引领人类健康发展的方向。"治未病"是中医保健的特色和优势，中医学蕴藏着丰富的疾病预防思想，总结了大量的养生保健和预防疾病的方法及手段，具有鲜明的特色和显著的优势，在今天看来也极具先进性，具有唯物辩证法的思想品格。

2. 中医"治未病"思想的意义

在中医防病治病的理论体系中，"治未病"思想实际包含着"未病先防、既病防变、瘥后防复"三个方面的含义。这一理论一直指导着后学，如晋代葛洪指出要"消未起之患，治未病之疾，医之于无事之前"，字里行间蕴含着"无事之前"养生防病及欲病早调的科学观点。

"未病先防"是指在疾病发生之前，注重保养身体，顾护正气，提高机体的免疫功能，以预防疾病，正所谓"正气存内，邪不可干"。只有时刻做好各种疾病的预防宣教工作，提高人们对疾病的认识，预防各种疾病的高危致病因素，做好养生保健，才能预防疾病发生。使人不生病的医生，是真正的好医生，也是"圣人"和"上工"。"未病先防"，治在病先，这就是中医先辈们的智慧结晶所在，是中医的独特认识和精辟见解。

"既病防变"是指在患病之后，注重及时明确诊断、及时治疗处理，同时扶正祛邪，防止疾病的传变与发展。如东汉张仲景《金匮要略·藏府经络先后病脉证》所述："问曰：上工治未病，何也？师曰：夫治未病者，见肝之病，知肝传脾，当先实脾，四季脾旺不受邪，即勿补之。中工不晓相传，见肝之病，不解实脾，惟治肝也。"他举例告诉我们只知道治疗发生病变脏腑之病是治已病，是普通医生（中工）所为；当一个脏腑发生病变时，要及时想到该脏腑的病变可能会影响其他脏腑，引起其他脏腑同时发病，所以，必须注意充实固摄尚未发生病变脏腑的经气，防止疾病传变与发展，这才是"治未病"，才是高明医生（上工）所为。正如清代叶天士所说："先安未受邪之地。"

"瘥后防复"是指在疾病痊愈之后防止复发，主要是重视精神、饮食、劳作方面。中医在患者病愈后常常有许多医嘱，如目前我们对脾胃病患者在饮食宜忌上的告知：宜食暖热、软食，以及富于营养、易于消化吸收之物，按时进食或少食多餐；忌食生冷刺激、辛辣之品，以及黏腻、油炸、粗纤维等伤胃、不易消化吸收之物。这些都是"瘥后防复"的措施。

"治未病"体现了《黄帝内经》的治病观，即以增强体质为核心的健身、防病、治疗思想，对外适应自然环境的变化，对内提高机体的抗病能力，根据功能、整体的变化保养生命。"未病先防"，防病在先；"既病防变"，截断扭转；"瘥后防复"，病后调护。总之，"治未病"是几千年来中华民族保健养生、防病治病之指南，"治未病"思想是中医之精华，是中医学之瑰宝。

"治未病"科学思想对后世的影响，不仅体现在古代、近代，而且体现在现代，中医在养生保健、防病治病方面有着明显的优势。"治未病"的健康理念就是要求人们顺应自然规律，形成正确的生活方式，有规律地安排起居饮食等，并调整心神情绪，使之与身体相适应，以达到天人合一、形神统一、阴阳平衡、健康长寿之目的。

总而言之，"治未病"是中医学理论的精髓所在，我们要在"治未病"理论的指导下，真正地把以预防为主的思想融入医疗工作的各个方面，造福广大人民群众。

二、中医"治未病"的思想原则

中医"治未病"的思想原则来源于"道法自然，平衡阴阳"。中医"治未病"的根本目的在于维护阴阳平衡，守之则健，失此即病。中医学非常重视天人相应、适应四时、顺乎自然的养生保健原则，讲究人的生活起居在四时必须顺应春生、夏长、秋收、冬藏的自然规律，如此人体的生理活动才能保持正常。要"以自然之道，养自然之身"。《黄帝内经》还提出了"春夏养阳，秋冬养阴"的观点，提倡在春夏阳气旺的时候摄养阳气，在秋冬阴气盛的时候保育阴气，由此来适应养生防病之道。"春夏养阳，秋冬养阴"这一精辟论述在今天仍有效地指导着人们的养生保健与疾病治疗。如临床上对于脾肾阳虚、夏缓冬剧的慢性咳喘患者，在春夏季节，适当地采用温补脾肾之法治疗，往往能够收到更好的效果。这种"冬病夏治"的方法便是对"春夏养阳"原则的具体运用。再者，按照中医的说法，冬天属于"闭藏"的季节，肾主封藏，也就是说，冬天是养肾的时节。冬天进补，可以让肾"精"更为充盈，从而使身体在明年更好，更少得病。

1. 精神内守，病安从来

由精神因素引起的身心疾病是当代社会的多发病。中医学的养生观脱胎于道儒等诸子百家养性的思想。因此，中医学历来重视心理保健在养生"治未病"中的作用。平素心情舒畅、精神愉快，有利于气血流通，阴阳和调，身体健康。因此，中医养生"治未病"强调养心守神，不论是八段锦还是太极拳，关键都在于收心、守神而入静，进入一种"宠辱皆忘"的恬淡境界。中医"治未病"的根本应从"守神"做起。只要做到心情愉快、乐观豁达，气血自然和调，有益于人体健康。现代医学认为，某些疾病，如高血压、溃疡及月经不调，可能与情绪不良有直接关系。而中医学认为"喜、怒、忧、思、悲、恐、惊"七情活动与五脏有密切联系，因此指出"人有五脏化五气，以生喜怒悲忧恐"。情志活动的失常可以影响五脏功能，导致气机紊乱而发生病变。

2. 饮食调理，以资气血

饮食调理是"治未病"的上策，人体的营养物质都来源于饮食五味，而饮食不节又易损伤脏腑。因此，一方面饮食要以适量为宜，不可饥饱不均；另一方面要合理地搭配饮食品种，使人体能获取所需的各种营养成分，不可饮食偏嗜。

因为五味与五脏各有一定的亲和性，五脏各有气味所偏，所以长期的饮食偏嗜会导致体内阴阳失调或营养成分失衡，容易发生疾病。即使因身体需要而多摄入某些食物，也要适可而止，不可过量或过久地偏食，否则就会影响健康。食物、药物均有四性五味，可以致病，也可以治病，如偏阳虚体质的人可以多吃苦辛之品以助阳气生发，偏阴虚体质的人则可以多吃酸甘之品以养阴。高明的医生能用食物治愈疾病，解人忧愁，所以调摄饮食是防病祛病、延年益寿的上策，是最高水平的"治未病"之术。每个人的饮食应按其不同体质而有所取舍，不要片面追求"一饱口福"。

3. 强身健体，动静相宜

平时经常进行体育锻炼，可以促使血脉流通，气机调畅，从而增强体质，预防疾病的发生。锻炼包括适当的运动、脑力和体力劳动、社交活动等。《黄帝内经》中有"和于术数"及"不妄作劳"两个原则。首先，应该适当地选择和实施锻炼身体的方法，诸如《黄帝内经》所列举的导引、吐纳等形式。导引的出现，为古人健身防病做出了积极的贡献。相传尧的时代，人们就知道跳舞能够增强体质。《吕氏春秋》曾提到远古居民由于居住环境不良而易感寒湿之邪，应"作为舞以宣导之"。后来，有些舞蹈逐渐发展成为具有良好健身作用的导引疗法。

所谓作劳，即劳作，包括劳力、劳心、房劳等方面。

"不妄作劳"是提醒人们劳作时不要违背常规，应考虑季节、时间、年龄、体力及有无疾病影响等诸多因素，做到量力而行并注意调节，不可长时间从事某一种形式的劳作，防止"久视伤血，久卧伤气，久坐伤肉，久立伤骨，久行伤筋"而影响健康。

此外，还要做到劳逸结合，使活动有益于身心，增强正气，规避邪气。因为疾病的发生涉及正气和邪气两方面的因素，正气不足是疾病发生的内在基础，邪气侵犯是疾病发生的重要条件，所以预防疾病的发生也必须从两方面着手：一是增强正气及提高机体的抗邪能力，二是采取多种措施防止病邪的侵袭。

（1）增强正气

中医认为生命的体现是"气"，即正气。正气是机体维持生命活动最基本的物质，是生命的原动力，具有抵御与祛除邪气、防止疾病发生、促进与恢复健康的功能。所以，要想防止疾病发生，必须增强正气。增强正气，一方面要重视精神调养，另一方面可以用药物及人工免疫等方法增强体质，提高抗邪能力，预防疾病的发生。

（2）规避邪气

《黄帝内经》指出"邪气发病"，因此，要想防止疾病发生，就必须"避其毒气"。规避邪气的措施就是顺四时、避六淫。六淫、疠气各有主时，分别为春风、夏热（暑）、长夏湿、秋燥、冬寒。所谓"虚邪贼风，避之有时"。此外，还要注意饮食清洁，防止病从口入；采用药物预防，祛除邪气，提高免疫功能；爱护生态环境，保护生态平衡；维持环境卫生，防止污染；等等。通过采取以上内养和外防两方面的措施，我们就可以做到预防疾病的发生。

4. 早期诊治，防病传变

疾病发生后，各有其传变规律，应该根据其规律采取阻截措施。《黄帝内经》指出，外邪侵犯机体具有由表入里、由浅入深的发展趋势，因而主张治浅治轻。另外，内伤杂病也有自己的传变规律，或以气血津液为序，或以阴阳互根互制为次，或以五行生克为第等，最终都会体现局部与整体的相互影响。作为一名合格的医生，在临床诊治疾病时，只对已发生病变的部位进行治疗是远远不够的，还必须掌握疾病发展传变的规律，准确预测病邪的传变趋向，对可能被影响的部位采取预防措施，以阻止疾病传至他处，终止其发展、传变。

三、中医"治未病"思想在防治动脉粥样硬化中的应用

"不治已病治未病"是《黄帝内经》提出的防病养生谋略，是中医药学的核心理念之一，它涵盖了"未病先防、既病防变、瘥后防复"等思想，要求人们不仅要治病，而且要

防病，不仅要防病，而且要注意阻止疾病的发展，并在疾病未产生之前就想好处置方法，掌握控制疾病的主动权。以中医"治未病"的方式参与健康管理，与国家提出的工作重点从"治疗疾病"向"预防疾病"转变的"前移战略"息息相关。"九五"期间，卫生部做过一个研究社区预防和治疗的投资效益比的课题，得出一个研究结论：一元钱的预防，可以节省医疗费用八元五角钱，这表明在患病之前及时发现健康风险，及时采取应对措施，而不是病后用药，将会节省更多的医疗费用。

中医"治未病"主要包括以下三个方面的内容：一是通过日常摄生保健手段，防病于未然；二是既病之后，强调早期诊断和早期治疗，及时控制疾病的发展演变；三是重视预后，防止疾病复发及治愈后遗症。这与通过针对个体及群体的健康教育，提高自我管理健康的意识和水平，对与其生活方式相关的健康危险因素进行评估监测，并提供个性化的干预，降低疾病风险和医疗费用，提高个体生活质量的健康管理路径是一致的。

以中医"治未病"的方式开展健康管理，主要包括以下五个方面的内容：一是要定期体检。开发以"体检—预防—保健—诊断—治疗—体检—康复"为一体的环式"治未病"保健诊疗链，建立完善的体检资料数据库，动态观察和规范管理，定期开展随访和健康教育。秦皇岛市中医医院是国家中医药管理局设立的"治未病"试点医院,于2013年8月引进秦皇岛市惠斯安普医学系统股份有限公司生产的HRA疾病早期筛查及健康风险评估设备,专门用于中医"治未病"人群的基础检测,为群众提供了数据翔实的健康信息档案和健康管理指导,受到群众的欢迎。二是要重视先兆截断。对一些反复发作、发病有规律的疑难痼疾,可以采用中医"治未病"的方法,注意缓解期的扶正固本,并结合情绪调摄、体育锻炼等方式,以取得积极疗效。三是要安其未病并防其所传。有些疾病如能在早期及时治疗,可以阻止其进一步发展,甚至使其逆转。四是要掌握规律,先时而治。对于有明显季节性特征的疾病,可先时而治,以预防为主,如贴伏就是"冬病夏治"的常用举措。五是要因人、因地、因时制宜。人有老幼、男女、胖瘦及不同体质之分,地有地势高低、气候条件之分,时有一年四季之分,这些不同特点决定了"治未病"时的"同中存异""异中存同"。

现代人热衷于养生进补,但即便是在家煲汤进补,也应该根据体质调养。尤其是冬令进补,更需要针对不同体质进行针对性的调补,如此方能事半功倍。中医体质分为平和质、气虚质、阳虚质、阴虚质、痰湿质、湿热质、血瘀质、气郁质和特禀质,中医"治未病"对个体各系统功能状况的把握、干预方案的制订,必须结合体质辨识来做,这样才能使健康管理服务更加具有针对性,也更加富有成效。

我们都知道动脉粥样硬化是一种慢性疾病，对我们的健康有很大的危害，因为这种疾病会引起精力衰退、痴呆、精神行为失常等症状，还会引起顽固性高血压，所以动脉粥样硬化是非常可怕的疾病，中医讲究"治未病"的意思就是预防大于治疗。

1. 如何预防动脉粥样硬化

（1）治疗相关疾病

切记积极治疗相关疾病，如高血压、高脂血症、痛风、糖尿病、肝病、肾病综合征等内分泌疾病，因为这些疾病都很容易引发动脉粥样硬化。

（2）合理饮食

我们一般提倡动脉粥样硬化患者清淡饮食，控制进食的总热量，包括脂肪、蛋白质和糖类等，进食低脂低胆固醇类食物；每天盐的摄入量应该维持在6克以下，这样也可以帮助预防高血压等疾病。我们都知道高血压患者要少吃盐，否则血压容易升高；中老年患者要记得将自己的体重控制在正常的范围内。合理膳食贯穿于动脉粥样硬化的初级、一级、二级预防的全过程。严格控制膳食总热量，以维持正常体重。提倡低脂饮食，限制酒及糖类食物的摄入。避免经常食用动物性脂肪和胆固醇较高的食物，增加蔬菜、水果和谷类、豆类等食物的摄入，以获得对预防冠心病有益的各种营养素。

（3）进行有益的活动

适当地做一些体力劳动和体育活动，对预防肥胖、调整循环系统功能、促进血脂代谢、预防动脉粥样硬化都有很大的作用。适当的体力劳动和体育活动可以提高HDL-C水平、降低LDL-C水平、减轻胰岛素抵抗、减轻体重和降低血压，同时还能提高心脏最大输出量和增加从血液摄取的氧的量。运动要坚持三个原则——有恒、有序、有度，即长期规律地、循序渐进地、因人而异地适度运动，过度运动会引起心血管意外或猝死。故针对老年人，应当提倡散步、做保健体操、打太极拳等活动。

（4）戒烟限酒

提倡不吸烟，不饮烈性酒。虽然少量饮用红葡萄酒能起到抗氧化的作用，但长期大量饮用会引起其他问题，故不提倡过度饮用。戒烟可以减少烟碱（尼古丁）、一氧化碳等有害物质的摄入，能起到减小对血管内皮的损伤的作用。

（5）保持良好心态

合理安排工作和生活。生活要有规律，保持乐观、愉快的情绪，避免过度劳累和情绪激动，注意劳逸结合，保证充足睡眠。此外，发生不稳定型心绞痛、心肌梗死、脑卒中等严重事件的基础是动脉粥样硬化斑块的"不稳定性"及其引发的新鲜血栓形成，因此要保证动脉粥样硬化患者斑块的稳定性。

想要控制上述心血管危险因素，就要积极控制血压、血糖、血脂等指标，加强运动锻炼，进行健康饮食，等等。

2. 动脉粥样硬化饮食疗法

（1）玉米

动脉粥样硬化患者可食用玉米粥。先取适量玉米粉，以冷水溶和，待粳米粥煮沸后，再调入玉米粉同煮为粥，供早、晚餐时温热服食。我国长寿之乡广西巴马县的老年人，他们的主食就是玉米。玉米中含有大量的植物纤维素，长期食用可以起到预防冠心病和动脉粥样硬化的作用。

（2）胡萝卜

胡萝卜富含糖类、脂肪、挥发油、胡萝卜素、维生素A、维生素B1、维生素B2、花青素、钙、铁等营养成分，还富含叶酸。有研究表明，服用叶酸可以降低25%患心脏病的风险。胡萝卜中的胡萝卜素可以转化成维生素A，有利于保持血管畅通，从而防止中风。

（3）燕麦

燕麦磨粉做饼甚佳，也可去皮蒸食。燕麦极具营养，含大量蛋白质和极丰富的亚油脂，是预防冠心病和动脉粥样硬化的理想保健食品。

（4）黄豆

黄豆适宜用水煮食，或者做成各种豆制品食用，不宜炒食。黄豆含有丰富的不饱和脂肪酸，故长期食用对冠心病和动脉粥样硬化患者极为有利。意大利的一位医生研究发现，连续食用3周以黄豆为主的植物性蛋白食物可除掉附着在血管壁上的胆固醇，从而软化血管。

（5）兔肉

兔肉是一种高蛋白质、高铁、高钙、高磷、低脂肪、低胆固醇的独特的营养食品，有降血脂的作用，还能预防血管栓塞，故对冠心病及动脉粥样硬化患者尤为适宜。

（6）海鱼

鱼类比大多数肉类所含的脂肪及饱和脂肪酸都低，特别是海鱼，其 ω-3脂肪酸含量较高，能增加血液中"有益"的胆固醇，协助清除"有害"的胆固醇。研究表明，这种脂肪酸可减少中风的危险，这也是食用海鱼较多的国家和民族中风发病率较低的原因之一。

（7）酸奶

据临床观察，每天喝一杯酸奶，连续喝一周，可使血液中胆固醇含量减少5%～10%，可见酸奶有降低血清胆固醇的作用，这对防治动脉粥样硬化和冠心病极为有益。

（8）海参

营养分析表明，海参是一种高蛋白质、低脂肪、不含胆固醇的食品，它所含的特殊微量元素钒又能降低血脂。所以，冠心病及动脉粥样硬化患者可常吃海参。

（9）番茄

番茄富含多种维生素，可改善视力、防止夜盲，其特有的番茄红素还能保护眼睛免受光线损伤。番茄的各种维生素含量比苹果、梨高24倍，它还含有维生素P，可增强机体的抗氧化能力，消除自由基等体内垃圾，保持血管弹性，预防血栓形成。

（10）黑木耳

黑木耳为木耳科植物，它性平、味甘，归胃经、大肠经。黑木耳具有滋补、润燥、养血益胃、活血止血、润肺、润肠的作用。黑木耳所含有的胶质样活性物质能明显缩短凝血时间，起到疏通血管、防止血栓形成的作用。国内有调查表明，患有高血压、高血脂的患者，每天吃3克黑木耳，便可将中风、心肌梗死的患病风险减少三分之一。

（11）干贝

每100克干贝含蛋白质67.3克，而脂肪含量仅3克。干贝还含有大量维生素，是一种高蛋白质、高维生素、低脂肪的营养滋补食品，对冠心病和动脉粥样硬化有很好的防治效果。

（12）鲍鱼

鲍鱼又称鳆鱼，是一种单壳贝类，其肉还称石决明肉。鲍鱼的外壳，就是中药石决明，具有平肝潜阳、清热明目的作用。鲍鱼含丰富的蛋白质、矿物质和维生素，而脂肪含量却很低，故对动脉粥样硬化患者很有益。

（13）香菇

研究发现，香菇中含有丰富的维生素和矿物质，还含有30多种酶和18种氨基酸。其中，人体所必需的8种氨基酸中，香菇就含有7种，因此，香菇是非常适合用于补充人体所需氨基酸的食物。此外，香菇还含有一种核酸类物质，这种核酸类物质可抑制胆固醇的产生，防止动脉粥样硬化和血管变脆等现象的出现，对防治动脉粥样硬化有很大的作用。

（14）泥鳅

泥鳅富含维生素A、维生素B、维生素C等，而脂肪含量较低，所含胆固醇更少，故适宜心血管疾病（如冠心病、动脉粥样硬化、高脂血症等）患者食用。

（15）山楂

可单用山楂20～30克，或者用山楂配槐花各15克，每天煎水代茶喝，连服1个月为一个疗程，常服有效。中医认为山楂有化滞消积、活血行瘀的作用，尤其对消油腻、化肉积有独特疗效，故近代多用于高血压、高脂血症、冠心病、心绞痛以及动脉粥样硬化的患者。

（16）海带

海带是一种营养价值很高的食品，具有一定的药用价值，同时含有丰富的矿物质。研究发现，海带具有降血脂、降血糖、调节免疫、抗凝血、抗肿瘤、排铅解毒和抗氧化等多种生物功能。海带中还含有丰富的岩藻多糖、昆布素，这类物质具有类似肝素的活性，既能防止血栓的形成，抑制动脉粥样硬化的发展，又能降低胆固醇和脂蛋白。切记喝白酒时不可食用海带。

（17）茄子

茄子含有丰富的维生素P，这是一种黄酮类化合物，有软化血管的作用，还可增强血管的弹性，降低毛细血管的通透性，防止毛细血管破裂，对防止小血管出血有一定作用。中医认为茄子具有清热、活血、解毒的作用，长期食用可降血脂、防治胃癌、抗衰老、保护心血管、降低胆固醇等。

随着生活水平的提高和人类生存环境的逐步恶化，血管硬化已成为人类健康的潜在杀手，不但危害中老年人群，而且患病人群越来越年轻化。

凡事预则立，不预则废。这一智慧表现在中医上就是"治未病"。疾病从潜在阶段到显性阶段，从轻微阶段到严重阶段，在哪个阶段进行有效治疗才能最符合患者的利益呢？医疗是公益事业，因此"治未病"是必须的，也是可行的。中医通过几千年的实践，对许多疾病的发生、发展和预后都有明确的认识，治疗方法也是有效的。所以中医"治未病"思想在动脉粥样硬化的防治方面还是能够得到有效体现的。

参考文献

[1] 雷雪贞, 王亦岚. 冠状动脉粥样硬化性心脏病患者戒烟依从性的影响因素分析. 岭南心血管病杂志[J]. 2012, 18(2): 183-184.

[2] 谭晓红. 甜美: 戒烟新穴定位考辨[J]. 中国针灸, 1996(12): 51.

[3] 唐薇. 戒烟的中西医方法概述[J]. 环球中医药, 2019, 12(3): 452-455.

[4] 樊淑慧, 秦玉玲, 张文静, 等. 耳穴贴压联合针刺体穴对戒烟的疗效观察[J]. 河北中医, 2014, 36(12): 1837-1838.

[5] 顾正荣. 中药穴位贴敷与心理疏导结合戒烟疗法临床观察[J]. 世界中西医结合杂志, 2012, 7(8): 703-705.

[6] 杨晓发, 徐永康, 卫彬, 等. 自制中药戒烟贴戒烟效果观察[J]. 中医外治杂志, 2000, 9(4): 29-30.

[7] 赵曼, 余国龙, 杨天伦. 某三甲综合医院心内科门诊患者焦虑抑郁症状及相关因素[J]. 中国临床心理学杂志, 2012, 20(2): 188-189, 184.

[8] CELANO C M, MILLSTEIN R A, BEDOYA C A, et al. Association between anxiety and mortality in

patients with coronary artery disease: a meta-analysis

［J］. American Heart Journal, 2015, 170（6）:

1105-1115.

[9] SOKORELI I, DE VRIES J J G, PAUWS S C, et

al. Depression and anxiety as predictors of mortality

among heart failure patients: systematic review and

meta-analysis［J］. Heart Failure Reviews, 2016, 21

（1）: 49-63.

[10] 郭力恒, 张敏州, 周袁申. 邓铁涛养生方法对心肌梗

塞康复期患者生命质量影响的观察［J］. 时珍国医

国药, 2012, 23（6）: 1476-1477.

[11] 王学坤, 张新丽, 丁发明, 等. 太极拳运动对STEMI

患者PCI术后生存质量和脑钠肽浓度的影响［J］. 中

国医药指南, 2013, 11（12）: 659-661.

[12] YEH G Y, WOOD M J, WAYNE P M, et al.

Tai chi in patients with heart failure with preserved

ejection fraction［J］. Congestive Heart Failure,

2013, 19（2）: 77-84.

[13] 杨金辉. 站桩如何做到"松"和"整"［J］. 中医健康

养生, 2017（5）: 20-21.

[14] 袁雪云, 王营. "双心医学"模式在心血管疾病中的

指导与应用[J]. 实用心脑肺血管病杂志, 2012, 20 (10): 1705-1706.

[15] 夏萍, 唐丽群. 冠心病患者的"双心"护理[J]. 当代护士, 2009 (8): 65-66.